JN066212

何でも調べればわかる今、レジデントノートがめざすもの

創刊23年目となったレジデントノート。
皆さまの声を聞きながら、
「研修医が現場で困っていること」や「意外と教わらないこと」、
「研修中に必ず身につけたいこと」を取り上げます。

そして、研修医に必要なことをしっかり押さえた、
具体的でわかりやすい解説を大切にします。

救急外来や病棟はもちろん、新しい科をローテートするとき、
あるテーマについて一通り勉強したいときも
ぜひ本誌をご活用ください。

私たちはこれからも読者の皆さまと
ともに歩んでいきます。

研修医を応援する単行本も続々発刊！

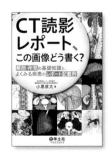
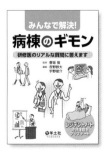
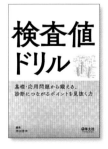
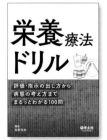
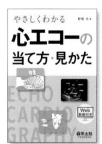

羊土社

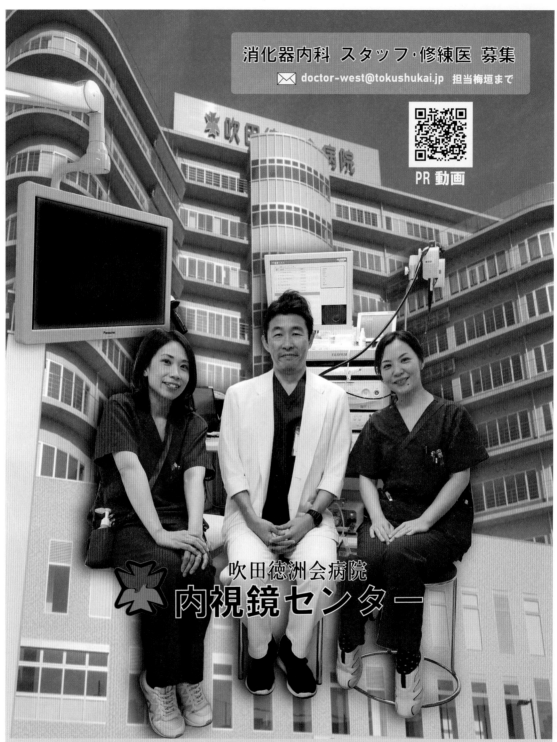

消化器内科　スタッフ・修練医　募集

✉ doctor-west@tokushukai.jp　担当梅垣まで

PR 動画

吹田徳洲会病院
内視鏡センター

部長　吉永　寛

日本消化器病学会専門医制度認定施設	日本消化器病学会専門医・指導医
日本消化器内視鏡学会指導施設	日本消化器内視鏡学会専門医・指導医
日本内科学会認定教育関連病院	日本消化器がん検診学会認定医・指導医
日本プライマリ・ケア連合学会認定	日本内科学会総合内科専門医・指導医
家庭医療後期研修プログラム（ver.2.0）	日本プライマリ・ケア連合学会認定医・指導医

レジデントノート
contents
2021 7
Vol.23-No.6

特 集

絶対に見逃してはいけない
画像診断8疾患
致死的な疾患を見抜くために、
正常解剖と典型的な異常所見を押さえる！

編集／藪田 実（聖路加国際病院 放射線科）

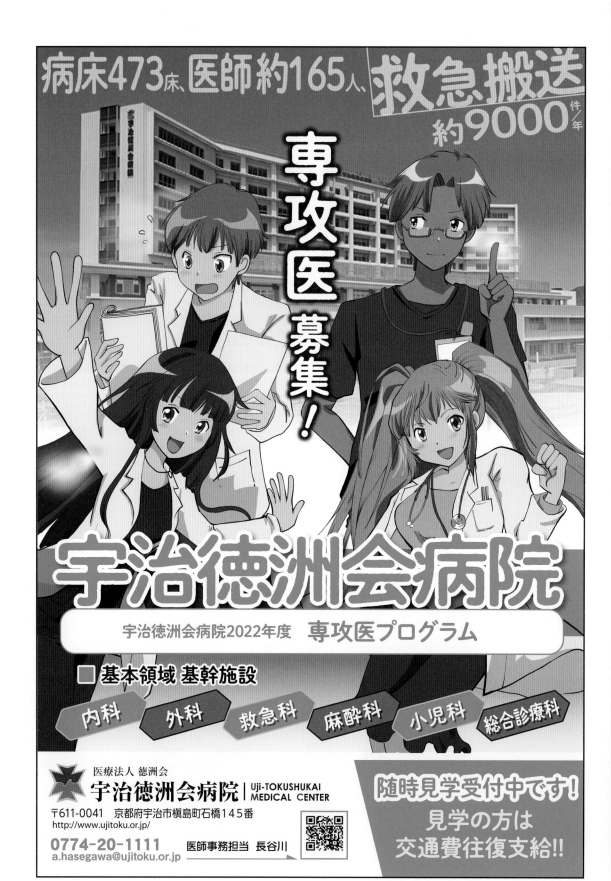

762

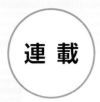

連載

レジデントノート contents

2021 **7**
Vol.23-No.6

都民1，400万人の 生（いのち）と健康を衛（まも）る
東京都公衆衛生医師募集！
東京都・特別区・八王子市・町田市 保健所医師

～公衆衛生のフィールドにチャレンジしませんか？～

公衆衛生医師は、社会全体の健康について考える行政職の医師です。

住民に身近な生活習慣病・母子保健などの健康づくり対策や、感染症発生時の健康危機管理対策等について、医師としての専門知識や技術をもとに評価や判断を行うとともに、様々な分野の事業の企画・立案・実行・進行管理など、行政職としての役割も担います。

公衆衛生行政を通じて社会のために貢献したいという熱意にあふれる皆様をお待ちしています。

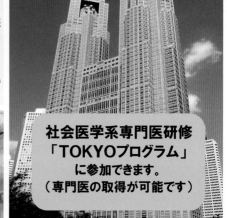

社会医学系専門医研修「TOKYOプログラム」に参加できます。（専門医の取得が可能です）

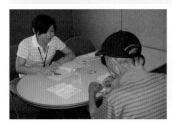
結核患者へのDOTS風景

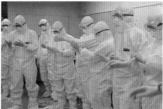
防護服着脱訓練風景

経験は問いません。また、入職前に公衆衛生を専門的に学んでいなくても、研修や先輩医師のサポートがありますので、初めての方でも安心して働くことができます。

【応募資格】医師免許を取得し、臨床研修を修了した方

【勤務場所】東京都・特別区・八王子市・町田市の保健所及び本庁

【業務内容】感染症対策・精神保健・健康相談・母子保健・難病対策等

【勤務条件等】1日7時間45分勤務、土日・祝日及び年末年始は休み（ただし、緊急時は超勤・休日出勤あり）。年次有給休暇、夏季休暇、育児休業など福利厚生や研修も充実しています。

☆採用のご相談・応募は随時受け付けています！

採用についてのご相談は随時受け付けています。個別面談も実施しており、業務内容の説明もさせていただきます。

また、採用時期のご希望をお伺いすることも可能です。年度途中のご入職もできますので、お気軽に下記までお問い合わせください。

皆様からのご連絡をお待ちしています！

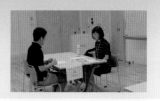

東京都福祉保健局保健政策部保健政策課公衆衛生医師担当
電話：03-5320-4335（直通）
Ｅメール：S0000282@section.metro.tokyo.jp

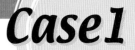

実践！画像診断 Q&A - このサインを見落とすな

WEBで読める！

頸部腫瘤を触知され来院した新生児

（出題・解説）**井上明星**

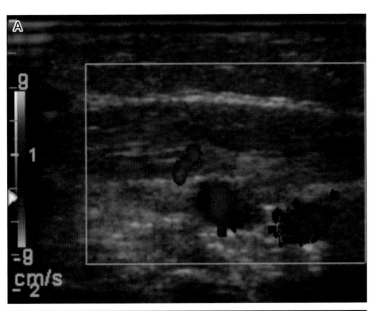

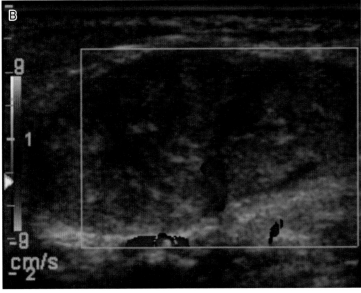

病歴
日齢35日の男児．経腟分娩で特記すべきトラブルなく出生．
左頸部に腫瘤を触知するために救急外来を受診した．

図1　来院時頸部超音波画像
A）右胸鎖乳突筋（健側），B）左胸鎖乳突筋（患側）．

問題
Q1：超音波画像（図1）の異常所見は何か？
Q2：どのような治療方針が適切か？

Akitoshi Inoue（メイヨークリニック 放射線科）

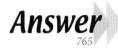

Answer

ある1年目の研修医の診断	解答	頸部線維腫症（fibromatosis colli）
悪性腫瘍の可能性がありますので，造影MRIを行います．		A1：左胸鎖乳突筋が腫大しているが，筋束構造は保たれている． A2：経過観察を行う．

解説

　頸部線維腫症（fibromatosis colli）は新生児の胸鎖乳突筋内に線維増生が生じる疾患で，頸部腫瘤触知や斜頸で発見される．その発生頻度は0.4％と報告されている[1]．原因は定かではないが，鉗子分娩や吸引分娩において頻度が高いことから，胎児期や分娩時の体位に起因する静脈鬱血が関与していると考えられている．本疾患は基本的に自然に軽快する病態であり，ほとんどの症例では2年以内に自然軽快するため治療を要さないが，改善に乏しい場合は外科治療やボツリヌス毒素の注射が行われることもある．本症例は4カ月後に身体診察にて腫瘤の消失が確認された．

　穿刺吸引法（fine needle aspiration：FNA）による細胞診が診断に寄与するとされているが，新生児においては非侵襲的な画像検査が望ましい．超音波検査，CT，MRIが本疾患の診断に用いられるが，いずれにおいても胸鎖乳突筋の紡錘状腫脹がみられる．CTは放射線被曝を伴い，MRI撮像は鎮静下に行う必要があるため，簡便かつ非侵襲的な超音波検査が最も適した画像検査である．

　超音波検査では，腫大した胸鎖乳突筋が低輝度から高輝度までさまざまな内部輝度を示し（図1），ときには筋束の不連続性または腫瘤様構造を認めることもある[2]．画像所見は臨床症状よりも約2週間遅れて経時的に徐々に改善するといわれている[3]．CTでは低〜等吸収を示し，石灰化を認めることもあるとされる．MRIのT2WIでは腫大した胸鎖乳突筋は高信号を示すが（図2），島状の低信号域がみられることもある．いずれのモダリティにおいても左右差を比較することが重要であり，特に超音波検査では健側の胸鎖乳突筋を走査することを忘れてはならない．

　身体診察における頸部腫脹の所見は，リンパ管腫，横紋筋肉腫，神経芽腫などの新生児の頸部に発生しうる腫瘤性病変との鑑別が問題となるが，胸鎖乳突筋の筋束構造が超音波画像で保たれていること，胸鎖乳突筋周囲の軟部組織に異常がみられないことが鑑別のポイントとなる．

　新生児の斜頸や頸部腫瘤に対する画像検査の第一選択は超音波検査である．健側と比べての胸鎖乳突筋の紡錘状腫大を認めた場合，fibromatosis colliの可能性が高く，自然治癒が期待できるため，侵襲的検査は行わず，経過観察すべきである．

引用文献

1) Sargar KM, et al：Pediatric Fibroblastic and Myofibroblastic Tumors：A Pictorial Review. Radiographics, 36：1195-1214, 2016（PMID：27399243）
2) 井上明星，他：Fibromatosis colliにおける画像所見の多様性．日本小児放射線学会雑誌，35：99-106，2019
3) Dudkiewicz I, et al：Congenital muscular torticollis in infants：ultrasound-assisted diagnosis and evaluation. J Pediatr Orthop, 25：812-814, 2005（PMID：16294141）

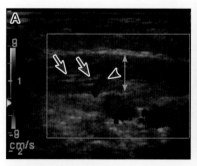 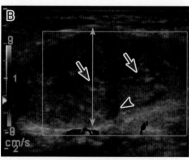

図1　頸部超音波画像
A）右胸鎖乳突筋（健側），B）左胸鎖乳突筋（患側）．
健側の最大径7 mmに対して，患側の最大径は14 mmと腫大している（◁▷）．両側の胸鎖乳突筋内に筋束と考えられる筋肉の走行に平行な高輝度（➡）および内部の血流（➡）を認める．

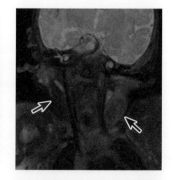

図2　頸部MRI（T2WI冠状断像）
右胸鎖乳突筋（➡）に比べ，左胸鎖乳突筋（➡）は腫大し，不均一な高信号を示している．

本コーナーはオンラインでもご覧いただけます：www.yodosha.co.jp/rnote/gazou_qa/index.html

Case2
[胸部編]

WEBで読める!

空調機清掃後より持続する湿性咳嗽と呼吸困難で受診した50歳代女性

(出題・解説) 長門 直, 徳田 均

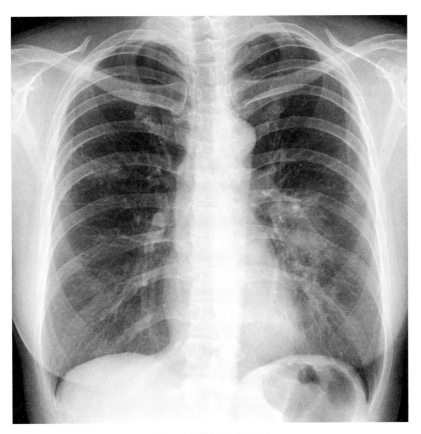

図1 来院時胸部X線写真

病歴

症例:50歳代女性. **主訴**:湿性咳嗽, 呼吸困難. **既往歴**:気管支喘息, アレルギー性鼻炎.

生活歴:団体職員, 開発途上国を中心とした海外出張が多い. **喫煙歴**:なし. **飲酒歴**:機会飲酒.

ペット飼育歴:猫数匹飼育中. **アレルギー歴**:スギ花粉. **家族歴**:特記事項なし.

常用薬:サルメテロール/フルチカゾン吸入薬, オロパタジン.

現病歴:気管支喘息, アレルギー性鼻炎で近医通院中であった. 2020年夏, 空調機の清掃を行った後より, 湿性咳嗽と呼吸困難が出現. 経過観察するも症状増悪し近医受診. 胸部単純X線写真で異常陰影を指摘され, 発症から10日後, 当院紹介受診となった.

身体所見:身長156 cm, 体重51.3 kg, 体温36.2℃, 血圧116/75 mmHg, 脈拍数96回/分, 呼吸数18回/分, SpO₂98% (room air), 呼吸音清, その他身体所見に異常なし.

血液検査:WBC 6,390/μL (Neut 37.2%, Mono 6.6%, Eosino 33.5%), Hb 12.9 g/dL, Plt 28.1万/μL, BUN 9.7 mg/dL, Cr 0.52 mg/dL, CRP 0.4 mg/dL, IgE 3,227 IU/mL.

問題

Q1:胸部単純X線写真(図1)の所見は?

Q2:鑑別として何を考え, どのようなことを追加で行うべきか?

Tadashi Nagato, Hitoshi Tokuda (JCHO東京山手メディカルセンター 呼吸器内科)

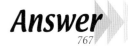

Answer

アレルギー性気管支肺アスペルギルス症
（allergic bronchopulmonary aspergillosis：ABPA）

解答

A1：胸部単純X線写真では左肺門から下肺野にかけて浸潤影を認める．また右中肺野に散在する粒状影を認める．

A2：胸部単純X線写真からは，細菌性肺炎，アレルギー性気管支肺真菌症，結核症，非結核性抗酸菌症，COVID-19などが鑑別としてあげられる．
入院にて環境からの隔離を行いつつ，痰検査を行い，発熱者との接触歴や3密環境の有無，自宅や職場の環境（とりわけ，カビなどへの曝露の有無）を確認する．

解説　胸部単純X線写真では，左肺門から下肺野にかけて浸潤影を認める（図1○）．また右中肺野に散在する粒状影を認める（図1○）．胸部単純CTでは，右上葉，左舌区に小葉中心性の多発粒状影，分岐状影，すりガラス影を認める（図2，3○）．特に重要な所見として，気管支粘液栓で充満したと考えられる拡張した気管支が認められる（図2，3→）．縦隔リンパ節は軽度腫大している．

　本症例は，気管支喘息という基礎疾患があり，空調機清掃後に起こった湿性咳嗽・呼吸困難という経過より，診断としてアレルギー性気管支肺真菌症（allergic bronchopulmonary mycosis：ABPM）があげられる．このほか，一般の細菌性肺炎，また右肺野の粒状影から結核，非結核性抗酸菌症，またCOVID-19流行期であったことよりCOVID-19肺炎も鑑別にあがる．気管支鏡検査では，左舌区の気管支が粘液栓で閉塞しており，気管支洗浄液では，好中球・好酸球の増多とY字分岐の形態をした粘液栓を認めた．その鏡検では菌糸の集塊がみられ，培養ではAspergillus fumigatusが証明された．2013年に国際医真菌学会から提唱されたABPA/ABPMの診断基準5項目すべて満たしており，かつ本邦で2020年提唱された診断基準10項目中9項目を満たしており（10項目中6項目で診断確定，5項目で疑い）[1]，ABPAの確定診断となった．

　本症の治療には，全身性ステロイドが用いられる．抗真菌薬の併用を勧める意見もある．近年，オマリズマブなど生物学的製剤による治療報告もみられる[2]．患者の約半分が再発するとされている．本症例では，全身性ステロイドとしてプレドニゾロン30 mg/日の投与を開始したが，副作用（食欲低下・胃部不快・両下肢浮腫）により継続使用が困難となり，抗IL-5R抗体薬であるベンラリズマブを併用することでステロイド投与量を減じることができた．症状軽快し，その後現在まで再燃を認めていない．

参考：日本のABPA/ABPM診断基準2020
① 喘息の既往あるいは喘息様症状あり，② ピーク時末梢血好酸球数 500/μL以上，③ ピーク時血清IgE値 417 IU/mL以上，④ 糸状菌に対する即時型皮膚反応あるいは特異的IgE陽性，⑤ 糸状菌に対する沈降抗体あるいは特異的IgG陽性，⑥ 喀痰・気管支洗浄液で糸状菌培養陽性，⑦ 粘液栓内の糸状菌染色陽性，⑧ CTで中枢性気管支拡張，⑨ 粘液栓喀出の既往あるいはCT・気管支鏡で中枢気管支内粘液栓あり，⑩ CTで粘液栓の濃度上昇

引用文献

1) Asano K, et al：New clinical diagnostic criteria for allergic bronchopulmonary aspergillosis/mycosis and its validation. J Allergy Clin Immunol, 147：1261-1268.e5, 2021（PMID：32920094）
2) Tillie-Leblond I, et al：Allergic bronchopulmonary aspergillosis and omalizumab. Allergy, 66：1254-1256, 2011（PMID：21517902）

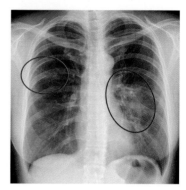

図1　来院時胸部X線写真

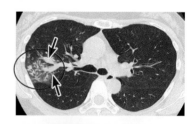

図2　来院時胸部単純CT（気管分岐部のレベル）

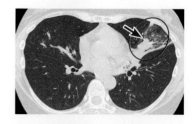

図3　来院時胸部単純CT（右下肺静脈のレベル）

本コーナーはオンラインでもご覧いただけます：www.yodosha.co.jp/rnote/gazou_qa/index.html

レジデントノート増刊

1つのテーマをより広くより深く

□ 年6冊発行　□ B5判

レジデントノート Vol.23 No.5　増刊（2021年6月発行）

ステロイド
研修医はコレだけ覚える

原理やCommon Diseaseでの基本の使い方から
トラブルシューティングまで知りたいことを凝縮！

新刊

編集／蓑田正祐

□ 定価 5,170円(本体 4,700円+税10%)　□ B5判　□ 176頁
□ ISBN 978-4-7581-1663-3

- 副作用の管理や投与の仕方など, 研修医が特に迷う部分をしっかりフォロー
- よく出合うCommon Diseaseに絞って, 疾患ごとの使い方を解説
- 「使うと思われがちだけど使わないとき」にどうするかもわかる！

本書の内容

第1章　ステロイドの原理原則

ステロイドの歴史・種類/ステロイドの薬物動態 (代謝・相互作用・半減期など) /ステロイドの作用
機序・量

第2章　ステロイドに関するトラブル対応

総論：よくある副作用・行うべきスクリーニング/感染症対策/骨粗しょう症・骨壊死/消化器症状/
血糖・血圧・脂質管理/精神 (不眠・うつ・躁) /救急外来受診時対応・入院・周術期管理 (副腎不
全) /妊娠と授乳/患者さんへの説明

第3章　研修医が知っておきたい疾患別ステロイドの使い方

関節炎 (結晶誘発性・RA) /アナフィラキシー/薬疹/髄膜炎とステロイド/敗血症/気管支喘息
(アスピリン喘息) /COPD増悪/ARDS (COVID-19含め) /アトピー性皮膚炎

次号 **2021年8月発行予定**

今こそ学び直す！生理学・解剖学

〜あのとき学んだ知識と臨床経験をつないで、納得して動く！　　　　　編／萩平 哲

発行　羊土社 YODOSHA　〒101-0052　東京都千代田区神田小川町2-5-1　TEL 03(5282)1211　FAX 03(5282)1212
E-mail：eigyo@yodosha.co.jp
URL：www.yodosha.co.jp/

ご注文は最寄りの書店, または小社営業部まで

NEJM2005

IOR Rheumatology TOKYO WOMEN'S MEDICAL UNIV

リウマチ医を目指す医師のためのリウマチ学入門講座
今年度はコロナ禍のため、オンライン開催!
ハンズオンセミナーの代わりにこのセミナーでしか聞けない魅力的なプログラムを
提供いたします

IORリウマチセミナー

2021 7.17 土
13:00－18:30
オンライン開催

定　員	100名
参加費	無料

申込方法 7月4日(日) 締切
ウエブサイトからお申し込みください
http://www.twmu.ac.jp/IOR/
raseminar/1160-ior2021-summer.html

対象者

初期臨床研修医、リウマチ医を志して2年以内の内科医・整形外科医
・リウマチ膠原病内科や整形外科を志望する初期研修医
・内科全般を研修しているが今後リウマチ膠原病内科を進路に検討している内科後期研修医
・市中病院に勤務しているがリウマチ膠原病を診る機会が少なく、リウマチ膠原病の理解を
　深めたい内科後期研修医
・整形外科医としては数年のキャリアがあるが、最近リウマチに興味を持ち始めた整形外科医
　などを想定

Program

1	開会の挨拶

レクチャー Part 1
● 関節診察のコツ　● 関節エコー・ことはじめ　● RAと類似疾患のX線画像読影

レクチャー Part 2
● 作成委員が本音で解説する、関節リウマチ診療ガイドライン2020　● 知っておくべき最新のRA手術
● 成人になった若年性特発性関節炎をどう診るか　● リウマチの名医は合併症管理のエキスパート

レクチャー Part 3 (選択制)
● エコーガイド下穿刺～実際の手技と練習法　● 関節リウマチ発症予防研究の最前線
● 自己抗体検査の賢いオーダーと結果のみかた　● 分子標的治療の時代に入ったANCA関連血管炎治療

3	ブレイクアウトルームを用いた、レクチャー講師との少人数グループでの質疑応答
4	閉会の挨拶

IORセミナー参加者の声
● 内科医だが、整形外科の目線からの講義は勉強になった　● 最近のRA手術の動向を理解できた　● RA治療に対する方針等聞けて勉強
になりました　● 具体的に治療選択の思考過程を教えて下さったことがとても参考になりました　● 病棟業務ではあまり気にしたことの
なかった保険診療にも述べられていてとてもわかりやすかった　● 遠方からの参加でしたが非常に有意義でした　● リウマチ、膠原病内科
がないHpなのでこのような講義は助かります　● 臨床を行うに当たり基本原則を学べました

本部
東京女子医科大学 膠原病リウマチ内科
〒162-8666　東京都新宿区河田町8-1
TEL: 03-3353-8111 (大代表)／**FAX: 03-5269-1727**
Email: katsumata@twmu.ac.jp

事務局支援
株式会社ウィアライブ コンベンション事業部
〒104-0042　東京都中央区入船2-2-3　サンエムビル5階
TEL: 03-3552-4170／**FAX: 03-3552-4178**

東京女子医科大学医学部 膠原病リウマチ内科学分野

病院・人材募集

- 後期研修医募集（内科専門研修+リウマチ専門研修の並行研修&内科専門研修終了後のリウマチ専門研修）
- 大学院生募集（後期研修とのハイブリッドも可）
- まずは、問い合わせ・見学のご相談をお願いします

連絡先: katsumata@twmu.ac.jp（医局長）　TWMU リウマチ 検索

着実に伸びる臨床力、それには理由があります

① 質・量ともに全国屈指の症例・指導医
② 男女共に休みを取り易く、働きやすい医局環境（医局員の半数は女性医師。出産や子育てをしながら働き続けることが可能）
③ 内科専門研修の連携施設は、リウマチ専門研修施設でもある総合病院
④ 各研修医の研修実績に応じ、内科専門研修を個別にプログラム
⑤ 東京女子医科大学病院は、どの内科も症例・指導医が充実
⑥ 充実した関節超音波検査プログラム（8台の専用エコーを所有!）
⑦ Evidence-basedの最新リウマチ診療（『第4版 Evidence based medicineを活かす 膠原病・リウマチ診療』を上梓!）
⑧ 上級医のレクチャーを医局員向けに動画配信（「withコロナ」に対応）
⑨ リウマチ整形外科・小児リウマチ科と同じ医局で、垣根が低い!
⑩ 多様な出身大学（18大学）・経歴の医局員による風通しの良い医局

個々の興味に合わせた研究で着実にレベルアップ

① 若手が活躍する研究（講師・助教だけで科研費5課題が採択!）
② 大学全体の研究施設に加え、医局専用・併設の充実した実験室!
③ リウマチ学を基盤とした、臨床免疫学（経験なくてもイチから教えます!）
④ 大規模コホートや、多施設共同研究のビッグデータを用いた臨床疫学研究!
⑤ ガイドライン作成や全国調査の実務メンバーになる機会が豊富!
⑥ 国際多施設コホート研究にも多数参加!
⑦ 国際学会（ACR・EULARなど）では、多数の若手医局員が毎年発表!

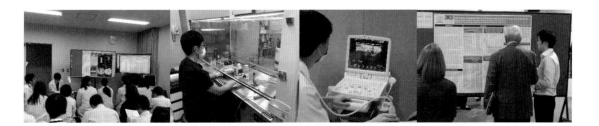

Book Information

グラム染色診療ドリル

解いてわかる!菌推定のためのポイントと
抗菌薬選択の根拠

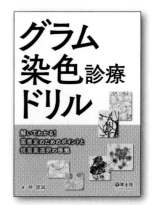

林　俊誠／著

□ 定価3,960円（本体 3,600円＋税10%）　□ B5判　□ 約240頁
□ ISBN 978-4-7581-2374-7

- 標準的なグラム染色像を用いたドリルで菌の推定力を鍛える!
- 染色像と症例から診断の手がかりをみつける力を身につける!
- ドリルを解き切れば迷いなく菌を推定し,根拠をもって抗菌薬治療ができる!

グラム染色なしに,感染症診療はできない!

あらゆる診療科で役立つ 皮膚科の薬
症状からの治療パターン60+3 改訂版

診断と治療の型が身につく!

梅林芳弘／著

□ 定価4,290円(本体3,900円+税10%)　□ A5判　□ 176頁
□ ISBN 978-4-7581-2372-3

- 63の皮膚症例を厳選し,症状からの治療のパターンを伝授!
- クイズ形式で診断と治療の型が楽しく身につきます.
- 1症例2ページで,落とし穴やコンサルトなどすぐに役立つ知識も満載!

症例写真から「こんな症状にはこの薬」が明快にわかる!

成功につながる!
中心静脈穿刺 ビジュアルガイド

解剖を理解し、確実な手順・方法と合併症対策を身につける

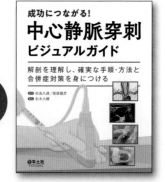

松島久雄, 徳嶺譲芳／監　杉木大輔／編

□ 定価5,280円(本体4,800円+税10%)　□ AB判　□ 136頁
□ ISBN 978-4-7581-2370-9

- 穿刺部位にあわせたプローブと穿刺針の連携, 合併症回避のポイントなど,
  画像・イラストで理解できるので, 実践につなげられる!
- 3DCT像等から血管走行がつかめ, 安全な穿刺がイメージできる!

必ず習得すべきCVCの基本手技を,目で見て学べる!

発行　羊土社 YODOSHA　〒101-0052　東京都千代田区神田小川町2-5-1　TEL 03(5282)1211　FAX 03(5282)1212
E-mail：eigyo@yodosha.co.jp
URL：www.yodosha.co.jp/

ご注文は最寄りの書店, または小社営業部まで

救急科専門医プログラム

Tokyo Women's Medical University Medical Center East
Emergency and Critical Care Center

2022年度入局 後期研修医募集

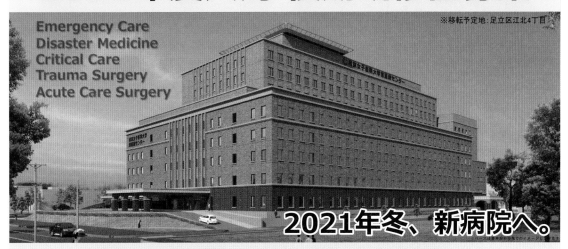

Emergency Care
Disaster Medicine
Critical Care
Trauma Surgery
Acute Care Surgery

※移転予定地：足立区江北4丁目

2021年冬、新病院へ。

都内有数の救急症例数！
最新の高度医療設備と各科連携

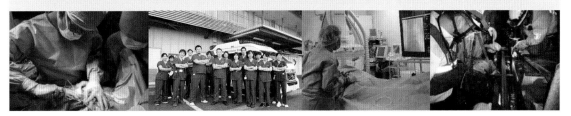

都東北部（荒川・足立・葛飾：人口134万人）唯一の救命センター
救急医療の最後の砦として, 三次救急患者およびER患者の
初療・手術・集中治療を中心に診療, 教育, 研究に全力で挑みます

見学随時
受付中

救命センター長　庄古　知久

病院救急部門の重症治療のリーダーとなる「**病院救急医**」
救急医の実力を地域医療の中で発揮する「**在宅救急医**」
緊急手術を執刀し集中治療を行う「**Acute Care Surgeon**」

当教室のプログラムで育成します

【令和2年度診療実績】救急受診患者数 6,237人(病院全体)/救急車受け入れ件数 4,381件/3次救急受け入れ件数 1,792件/
救命救急センター入院患者数 1,425人　【新病院(附属足立医療センター)施設】病院用ヘリポート、Hybrid ER systemなど

東京女子医科大学東医療センター
救急医療科・救命救急センター

TWMU FOUNDED IN 1900

救急医療科
公式HP

問い合わせ先：救急医療科医局 ikyokuer.ao@twmu.ac.jp　03-3810-1111（内線：6125）

信頼されて23年

レジデントノートは
2021年も
研修医に寄りそいます！

レジデントノートの
年間定期購読

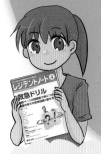

発行後すぐ
お手元に

送料無料※1

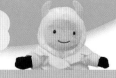

年間を通して満遍なく
勉強できる！

4つのプランで随時受付中!

冊子のみ	WEB版(通常号のみ)購読プラン
■ 通常号(月刊12冊) 定価**26,400**円 (本体24,000円+税10%)	■ 通常号(月刊12冊) + WEB版 定価**30,360**円 (本体27,600円+税10%)
■ 通常号(月刊12冊) + 増刊(6冊) 定価**57,420**円 (本体52,200円+税10%)	■ 通常号(月刊12冊) + 増刊(6冊) + WEB版 定価**61,380**円 (本体55,800円+税10%)

※海外からのご購読は送料実費となります
※WEB版の閲覧期間は、冊子発行から2年間となります
※「レジデントノート定期購読WEB版」は原則としてご契約いただいた羊土社会員の個人の方のみご利用いただけます
※雑誌価格は改定される場合があります

定期購読者限定プラン!

大好評 # レジデントノート WEB版

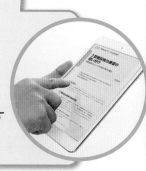

レジデントノート通常号(月刊)がWEBブラウザでもご覧いただけます
困ったときにその場で見られる便利なプランです

発行 ⑨羊土社

お申込の方全員にプレゼント！ 定期購読キャンペーン実施中！

期間限定 2021年 2月10日～6月30日

新規 お申込の方は
オリジナル ペンライト
（瞳孔ゲージ付）
をプレゼント！

※デザイン・色は変更になる可能性がございます

継続 お申込の方は

書籍
こんなにも面白い医学の世界
からだのトリビア 教えます Part 2
を進呈！

※2021年末までのご契約者様対象

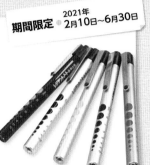

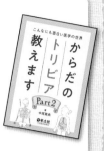

新刊・近刊のご案内

月刊 "実践ですぐに使える"と大好評！

8月号
(Vol.23-No.7)
いま、発熱診療を見直そう（仮題）
編集／一瀬直日

9月号
(Vol.23-No.9)
研修医が押さえておきたい
利尿薬の選び方・使い方（仮題）
編集／龍華章裕

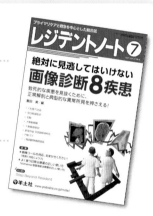

増刊 1つのテーマをより広く，より深く，もちろんわかりやすく！

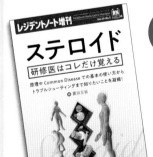

Vol.23-No.5
(2021年6月発行)
ステロイド
研修医はコレだけ覚える
編集／蓑田正祐
→p.769もご覧ください！

Vol.23-No.8
(2021年8月発行)
今こそ学び直す！生理学・解剖学
編集／萩平 哲

以下続刊…

随時受付！
右記からお申込み
いただけます

● お近くの書店で ➡レジデントノート取扱書店（小社ホームページをご覧ください）
● ホームページから ➡www.yodosha.co.jp/
● 小社へ直接お申込み ➡TEL 03-5282-1211（営業）　FAX 03-5282-1212

Ideal Hospital Project

KOBE TOKUSHUKAI HOSPITAL

神戸市垂水区は六甲山を背に明石海峡大橋などとてもロケーションの良い街です。
また出生率が高く若い人が住みたい人気エリアになっています。
この度当院は神戸市のJR垂水駅前再開発に伴う中核的医療機関整備事業の指名を受け駅から数分の好立地への
移転が決まりました。
市民が安心安全に暮らせる社会の一翼を担う理想の病院作りに一から参加していただける方をお待ち致します。

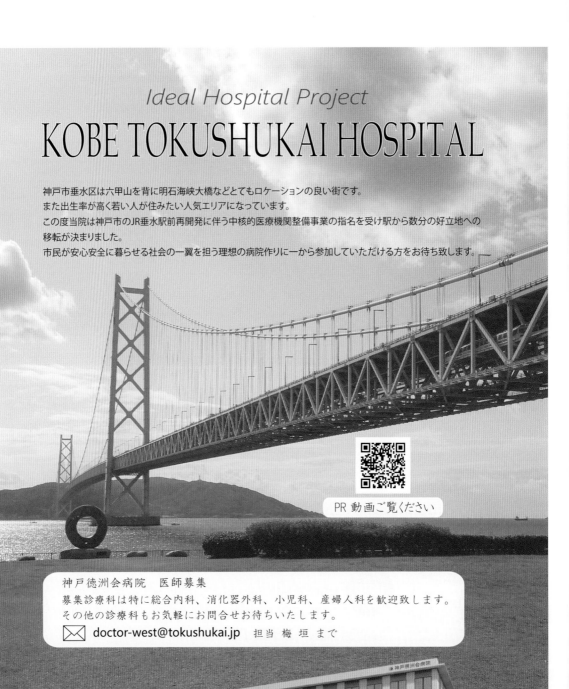

PR 動画ご覧ください

神戸徳洲会病院　医師募集
募集診療科は特に総合内科、消化器外科、小児科、産婦人科を歓迎致します。
その他の診療科もお気軽にお問合せお待ちいたします。
✉ doctor-west@tokushukai.jp　担当 梅垣 まで

絶対に見逃してはいけない
画像診断**8**疾患

致死的な疾患を見抜くために、
正常解剖と典型的な異常所見を押さえる！

特集にあたって

藪田　実

1 当直明けにこんな連絡が…

皆さん，救急当直明けにこんな連絡をもらったことはないでしょうか．

放射線科医「先生，昨晩撮影された腹痛の患者さんのCTを見ました．カルテには"CT上では異常なし"って書いていて，患者さんを帰宅させたようですが，急性虫垂炎の所見がありました．すぐに患者さんに連絡してください」

もちろん昨晩も穴があくくらいしっかりとCTを見たはずなのに…．もし，くも膜下出血や大動脈解離などの致死的な疾患を見逃してしまったらと考えると本当にゾッとします．患者さんが高齢者で，症状の表出が不十分であったり，身体所見がとりにくかったりすると，致死的な疾患を想定すらしない状況もあるでしょう．当直明けでウトウトしているときにそんな連絡をもらうと，まさに「寝耳に水」です．

どのようにしてこの"見逃し"を防げばよいのでしょうか．以前，私の編集したレジデントノート増刊[1]では，下記のような方策をあげました．

① 検査目的・検査依頼を適切に記載する
② 関心領域外に予期せぬ病変が潜んでいることを常に意識する
③ 画像を1回目に見る場合は検査目的がどのようなものであっても，ルーティンの見方ですべてをチェックする
④ 画像診断レポートは必ずチェックする

ここに1つ追加するなら，「知らないものは見えないことがある」ということです．視覚的には同じものが見えているにもかかわらず，異常所見に気づけるか気づけないかの違いの原因の1つに「知っているか，知らないか」があると思います．非常に大きな所見や派手な所見は異常所見だと認識することができると思いますが，大人しい顔つきをしているのに，実は非常に危険な異常所見だったということもあるのです．

このような「知らないもの」を異常と認識するためには「知らないもの」を「知っているもの」に変える必要があり，その作業こそが日々の診療での経験の積み重ねであったり，教科書などでの勉強なのだと思います．つまり画像診断力はやればやるだけ伸びるのです．

2 読影レポートは必ず確認しよう

　報道などで見聞きしたことがあると思いますが，読影レポートに記載されていたにもかかわらず，依頼医がそれを認識することなく放置され，その後進行してしまった状態で悪性腫瘍などが発見される事案が頻発しています．原因の多くは読影レポートの"見逃し"です．その対策として，当院では電話やメールなどでの緊急連絡に加えて，CTについては全例でカルテレビューを行い，読影レポートが正しく診療に反映されているかをチェックし，正しく認識されていない場合は依頼医にフィードバックしています．当院の対策はとても有効なものであると思いますが，かなりの人的リソースを割いており，どの病院でも行える方法とは限らないのが現状です．やはり基本は，**画像診断をオーダーしたら，必ず読影レポートをチェックすること**だと思います．これは医療安全的に重要であるだけではなく，自身の画像診断能力を向上させるための近道なのです．

　またわれわれ放射線科医は，読影レポートを作成するときには可能な限り簡潔な記載を心がけていますが，実際は解剖や疾患の知識と長年培った読影のコツを有機的に結合させながら画像を見ています．このような読影レポートには書いていない画像診断のエッセンスを身につけるために，興味深い症例については放射線科医とディスカッションをすることが望ましく，そのために読影室に足を運んでみることをオススメします．

おわりに

　どんな画像診断の達人でも"見逃し"は必ず起こります．いわんや初学者をや，です．私も初期研修医だったころ，"見逃し"の恐怖と闘いながら単純X線写真やCTを見ていました．そして冒頭のような連絡を何度もいただきました．この"見逃し"が起こった場合，ときに患者さんだけでなく，見逃したあなたも大きなダメージを受けることがあります．今回の特集では"絶対に見逃してはいけない"疾患を8つ取り上げ，正常解剖と比較しながら押さえておくべき読影ポイントを解説しました．今回の特集が，患者さんだけでなく皆さんの安全・安心に役立つことを切に願っています．

引用文献

1）藪田 実：序 〜画像診断の心得〜．「レジデントノート増刊 Vol.22 No.2 画像診断ドリル」（藪田 実，篠塚 健／編），pp189-191，羊土社，2020
　↑https://www.yodosha.co.jp/bookdata/9784758116428/9784758116428_preface.pdfで読めます．

Profile

藪田　実（Minoru Yabuta）
聖路加国際病院 放射線科
当院のレジデントと話していると，医師歴16年を迎えた私のなかの"creative"が枯れつつあることを気づかされることが多いのですが，このcross-talkこそが最強のアンチエイジングではないかとも感じています．もう少し頑張らないと…

くも膜下出血

岩村暢寿，緑川　宏，渋谷剛一，掛田伸吾

1 "見逃してはいけない" 画像と症例

症例1

　60歳代女性．数日前から構音障害，歩行障害があり，近医を受診．脳梗塞疑いで当院救命センターに紹介となった．診察時は，右上下肢不全麻痺，構音障害，異常行動がみられた．精査のため頭部CTを撮影した（図1）．

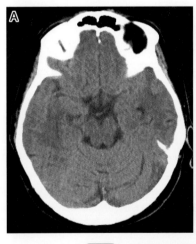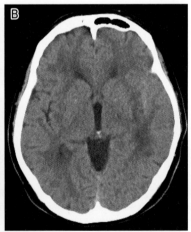

図1　当院受診時頭部単純CT
A）中脳レベル，B）大脳基底核・視床レベル.

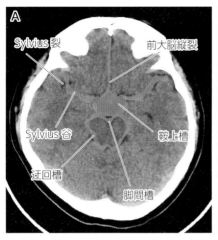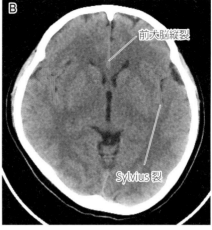

図2 くも膜下槽の解剖

A）中脳レベル，B）大脳基底核・視床レベル.

2 "知っておきたい" 正常画像解剖

●くも膜下槽の解剖

　　脳は外側から硬膜，くも膜，軟膜で覆われており，くも膜と軟膜の隙間はくも膜下腔と呼ばれます．くも膜下出血は，このくも膜下腔に出血を起こした状態です．

> 🖐 **ここがポイント**
>
> 　通常くも膜下腔は脳脊髄液（水）と同じCT値で低吸収域として（黒く）描出されます．出血時にはくも膜下腔が高吸収に（白く）なります．

　　くも膜下腔の比較的広いスペースはくも膜下槽（脳槽）と呼ばれます．脳動脈瘤はウィリス動脈輪近傍に多く，通常は脳底部から出血が広がります．くも膜下槽のうち，鞍上槽部分は五角形や六角形に見えるため『ペンタゴン』『ダビデの星』と呼ばれ，そこから前大脳縦裂，Sylvius裂，脚間槽，迂回槽に広がるように分布します．くも膜下出血を疑うときは図2に示した水色部分を特に注意してみると診断は容易になります．また血腫の分布によっては脳動脈瘤の存在部位が予想できることもあります．

3 "見逃してはいけない" 画像の読影ポイント

1）頭部CTを見るときの基本

　　① 脳は基本的には左右対称であり，左右差を見る

　　② 常に正常解剖を意識する

　　③ わずかな高吸収域（淡く白い部分）を見落とさない

④ 必要に応じてwindow幅／レベルを調整し，低吸収域はより黒く，高吸収域はより白く見えるようにする（ただし見えなくなるものもあるため，見たいものに合わせる）
例：脳梗塞・脳出血ならwindow幅／レベル＝80/40程度
⑤ 撮像範囲を全部確認する（特にテント下に沿う血腫，高位円蓋部の脳溝のみにみられる血腫は見逃しやすい）

　症例1のCT（図3）では左Sylvius谷，Sylvius裂にわずかな高吸収域を認め（➡），くも膜下出血と判断できます．血腫が淡く見えるのは，くも膜下出血の発症からすでに時間が経過し，血腫がwashoutされたか，もしくは出血が少量であったと予想されます．この場合，対側のSylvius裂と比較して左側のSylvius裂が"見えにくい"ことがくも膜下出血の重要な所見になることがあります．左島には低吸収域（➤）があり，脳血管攣縮（cerebral vasospasm）により虚血が生じていると考えられます．脳血管撮影を行ったところ，左内頸動脈—後交通動脈分岐部に脳動脈瘤を認めました（図4）.

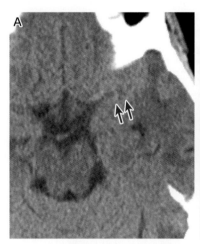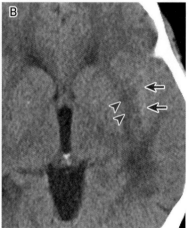

図3 症例1：頭部単純CT（図1を拡大して再掲）

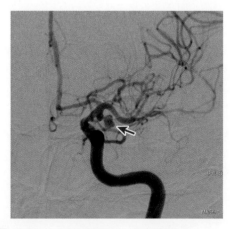

図4 症例1：脳血管撮影（左内頸動脈）
左内頸動脈—後交通動脈分岐部に脳動脈瘤を認めた（➡）.

2）頭部の画像を読影するときは症状から病変の位置を推測しよう

　くも膜下出血の症状は頭痛，意識障害であることが多いです．脳梗塞では症状から，梗塞が起こっている場所を画像診断の前に予想することができますが，くも膜下出血も同様です．見るべき場所を事前に想定することで画像診断での見逃しを少なくできるようにしましょう．

 ここがポイント：病歴はきちんととること！

　症例1は，実は病歴を取り直すと1週間前に3〜4日持続する頭痛があったとのことでした．頭痛があったことがわかれば，高吸収域が見えてくるでしょうか？

　症例1も頭痛の情報より，『くも膜下出血』を想定し，くも膜下槽に高吸収域がないかを探せば見落としを少なくすることができます．

3）時間の経過したくも膜下出血にはご用心！

❶ CTでの診断率は時間が経つとどんどん下がっていく！

　発症6時間以内にCTが撮影され，放射線科医が読影した場合，くも膜下出血の診断精度は感度・特異度ともに100％とされます[1]．しかし，出血の検出率は重症度および出血の経過時間と関連し，くも膜下出血発症から12時間以内では98〜100％，24時間後には93％，1週間後には50％となり，経過時間ともに低下します[2]．

 ここがポイント

　くも膜下出血では発症からの時間によってCTでの検出感度が異なる！

❷ MRIも有用であるが，100％ではない

　くも膜下出血の診断におけるMRIの有用性については，発症5日まではFLAIR像，T2*強調像，CTの感度はそれぞれ100％，90.9％，91％で，それ以降ではT2*強調像で100％に上昇します[3]．T2*強調像はヘモジデリンを反映するため早期の感度は低く，注意が必要です．

❸ 腰椎穿刺も必要なケースもある

　CTでくも膜下出血が診断できない症例もありますが，腰椎穿刺でくも膜下出血と診断された12例の検討では，1.5T装置で撮像したFLAIR像（10例はCT撮影後2日以内，2例は1週間以内に撮像）は10例が偽陰性でした．よって，CTで検出できないくも膜下出血はFLAIR像でも検出が難しい症例もあり，FLAIR像を腰椎穿刺の代用にできないとされています[4]．

4）頭痛でCTを撮る？　撮らない？

　ACR（米国放射線専門医会）では，合併症のない頭痛に対して画像検査は行わないものの，外傷，初発，悪化，突然の発症，thunderclap headacheにおいてはCTを考慮すべき

とされています[5]（表1）.

● thunderclap headache（TCH）とは？

thunderclap headache（雷鳴頭痛）は突然発症する重度の頭痛で，発症から1分以内に最大に達するものと定義されます[7]．必ずしもくも膜下出血をさすものではありませんが，TCHの半数をくも膜下出血が占めます．そのほかはくも膜下出血以外の脳出血，RCVS（reversible cerebral vasoconstriction syndrome：可逆性脳血管攣縮症候群），PRES（posterior reversible encephalopathy syndrome：可逆性後頭葉白質脳症），高血圧クリーゼなどがあるので，頭の片隅には記憶しておきましょう.

 ここがピットフォール：くも膜下出血の誤診の一番の原因は画像の見落としより，画像検査をしないことである！

救急外来でのくも膜下出血の誤診率は8.7％程度とされています[8]．

初期の誤診の要因はくも膜下出血の血腫量が少ない，軽度の頭痛，意識障害がないことなどです．

しかし，誤診の一番の原因は初診時にCT検査が施行されていないことで，誤診された症例の73％を占めます[9]．

 ここがポイント：くも膜下出血を少しでも疑うならば必ずCTを撮ろう！

くも膜下出血は致死的な疾患であり，完全に除外できない場合はCTを撮りましょう．くも膜下出血の除外にはオタワくも膜下出血ルール（表2）が有用です[10]．

表1 CTを撮るべき頭痛

・突然の重篤な頭痛，もしくは人生最悪の頭痛
・視神経乳頭浮腫を伴う新規の頭痛
・次の1つ以上のred flagsを伴う新規また悪化傾向の頭痛： 亜急性の頭部外傷／関連する活動や出来事がある（性的活動，運動，体位）／神経脱落症状を有する／既知のがんまたはがん疑い／免疫抑制または免疫不全／現在妊娠中／50歳以上

文献6より作成.

表2 オタワくも膜下出血ルール

40歳以上
頸部痛・項部硬直
診察時の頸部屈曲制限
目撃者のいる意識消失あり
労作時の発症
雷鳴頭痛

前述の条件を1つ以上満たす場合は精査が必要.

4 Point！　似た画像で理解を深めよう！

症例2

　70歳代男性．10日前に頭痛，発熱があり，近医で尿路感染症として抗菌薬が投与された．その後も頭痛が持続し，総合病院に紹介された．四肢麻痺と意識障害があり，Guillain-Barre症候群が疑われたことから当院脳神経内科に紹介となった（図5）．

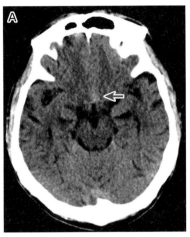
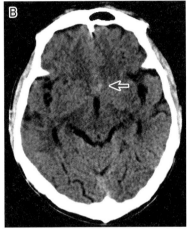
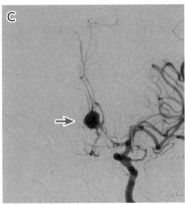

図5　当院脳神経内科でのCT画像

A）中脳底部レベル，B）中脳大脳脚レベル．この症例も脳血管攣縮期での来院で，血腫はwashoutされ，前大脳縦裂にわずかに血腫が残存する（A，B→）．また，拡散強調画像では脳血管攣縮により前大脳に梗塞を認めていた（非提示）．脳血管撮影では前交通動脈に脳動脈瘤を認め（C→），前大脳動脈に脳血管攣縮による血管の狭小化を認めた．

　頭痛より梗塞による症状（四肢麻痺など）が前面に出たため，診断が難しくなった症例です．しかし，突然の頭痛で発症し，頭痛が持続，その後麻痺や意識障害が出現したという経過に沿った病歴をしっかり考えれば，くも膜下出血〜脳血管攣縮の虚血症状を呈した状態であるというきれいなストーリーになります．くも膜下出血の診断には，とにかく病歴が重要です．

> **ここがピットフォール：くも膜下出血にも発熱はありうる**
>
> くも膜下出血に発熱が合併することは，しばしばあります．発熱があるから感染症，と安易に診断しないようにしましょう．

> **ここがポイント：異常所見ととるべきか？**
>
> 画像診断に慣れていないうちは，わずかな高吸収域（例えば静脈洞，小脳テントが白く見えることはよくある）を出血と考え，専門医にコンサルトして正常と言われた経験をしたことがあると思います．逆に，大脳縦裂や脳溝にわずかにみられる本物の出血を見逃して上級医から大目玉をくらった経験もあるかもしれません．このように，正常か異常かを間違わないためには，日頃からくも膜下出血の好発部位を意識して正常例の画像をたくさん見ておくことが大切です．

おわりに

　くも膜下出血は比較的よく遭遇する疾患です．突然の人生で経験したことのないような頭痛で発症し意識障害を伴うような典型的な症例では，くも膜下出血を想定することは容易であり，誰しもCT検査を考慮すると思います．一方で軽微な頭痛患者においては，くも膜下出血の事前確率をどの程度と考えるかでCT検査の閾値は変わってきます．くも膜下出血の診断において誤診と診断の遅れは，治療の遅れや転帰の悪化につながります．今回の2つの症例のように発症から時間が経過した場合，血腫はwashoutされ，不明瞭となっているため，診断に難渋することが多々あります．また脳血管攣縮により脳梗塞を発症した場合は麻痺などの所見でくも膜下出血の診断が遅れ，脳動脈瘤の再破裂が起きてしまうかもしれません．もちろん画像所見を丁寧に読み解くことができれば無事に診断できると思いますが，その前にもう一度病歴に聞き逃している情報がないか，画像所見と症状に乖離がないかを考えることは大切だと思います．

　最近は画像検査なくして診断はできない時代ではありますが，その前にしっかりと病歴をとること，適切に画像を撮ることを大切にしてほしいと思います．

引用文献

1）Perry JJ, et al：Sensitivity of computed tomography performed within six hours of onset of headache for diagnosis of subarachnoid haemorrhage：prospective cohort study. BMJ, 343：d4277, 2011（PMID：21768192）
　↑第3世代のCTでは発症から6時間以内に実施されたくも膜下出血は，放射線科医が読影した場合は感度，特異度ともに100％．
2）「画像診断ガイドライン 2016年版」（日本医学放射線学会 / 編），金原出版，2016
　↑頭部以外にもさまざまな画像診断について記載されている．

3）Yuan MK, et al：Detection of subarachnoid hemorrhage at acute and subacute/chronic stages：comparison of four magnetic resonance imaging pulse sequences and computed tomography. J Chin Med Assoc, 68：131-137, 2005（PMID：15813247）
　↑CTは亜急性期のくも膜下出血に対する感度が下がることから，MRIの特にFLAIR像，T2＊強調像での有用性を比較検討した研究.

4）Mohamed M, et al：Fluid-attenuated inversion recovery MR imaging and subarachnoid hemorrhage：not a panacea. AJNR Am J Neuroradiol, 25：545-550, 2004（PMID：15090339）
　↑腰椎穿刺でなければ診断できないくも膜下出血の症例もある.

5）Douglas AC, et al：ACR Appropriateness Criteria Headache. J Am Coll Radiol, 11：657-667, 2014（PMID：24933450）
　↑頭痛の多くはCT検査を必要としないが，TCHを呈するものは必要.

6）Whitehead MT, et al：ACR Appropriateness Criteria® Headache. J Am Coll Radiol, 16：S364-S377, 2019（PMID：31685104）
　↑頭痛でCTを撮るべき状態について述べられている.

7）Headache Classification Committee of the International Headache Society（IHS）The International Classification of Headache Disorders, 3rd edition. Cephalalgia, 38：1-211, 2018（PMID：29368949）
　↑国際頭痛学会による頭痛の国際分類.

8）Tarnutzer AA, et al：ED misdiagnosis of cerebrovascular events in the era of modern neuroimaging：A meta-analysis. Neurology, 88：1468-1477, 2017（PMID：28356464）
　↑救急科での脳血管イベントの診断に関する1995〜2016年の論文のレビュー. 8.7％が見逃されている.

9）Kowalski RG, et al：Initial misdiagnosis and outcome after subarachnoid hemorrhage. JAMA, 291：866-869, 2004（PMID：14970066）
　↑くも膜下出血の最初の診断（誤診）と転帰の関連が調べられ，誤診の原因が報告されている.

10）Perry JJ, et al：Prospective Implementation of the Ottawa Subarachnoid Hemorrhage Rule and 6-Hour Computed Tomography Rule. Stroke, 51：424-430, 2020（PMID：31805846）
　↑オタワくも膜下出血ルールに関しての論文. 発症から1時間以内に最大に達した非外傷性頭痛に達した神経学的異常を呈さない患者に関しての感度100％，特異度12.7％.

Profile

岩村暢寿（Masatoshi Iwamura）

青森県立中央病院 放射線部 兼 神経血管内治療部
弘前大学大学院医学研究科 放射線診断学講座
2008年自治医科大学卒業後，青森県立中央病院で初期研修. 青森県の地域医療のため総合診療医として勤務した後，現所属で本格的に放射線診断に従事し，2019年に放射線専門医を取得. 現在は放射線診断専門医・脳血管内治療専門医取得のため，日々研鑽を重ねています. 正しい診断にたどりつくためには，画像検査にも身体所見・病歴の情報が欠かせないと思っています. 判断に迷ったら，患者にとってよい選択をして前向きに倒れろ！

渋谷剛一（Koichi Shibutani）

青森県立中央病院 放射線部
1988年弘前大学医学部卒業. 放射線診断専門医.
当院では遭遇することが多いくも膜下出血. 原因も動脈瘤以外に外傷，動静脈奇形などさまざまです. 正常像やピットフォールに精通するには多くの症例を経験するのが最も有効です. 本稿で画像診断に関心をもたれた皆さん，自然に恵まれた当院で診断から治療を体験してみませんか！

緑川　宏（Hiroshi Midorikawa）

青森県立中央病院 神経血管内治療部
脳疾患に対して，放射線科医，脳神経内科医，脳神経外科医も目標は同じで，正確な診断とそれに基づいた正しい治療を行い，患者を救うことで，違うのは，患者に対する最初のアプローチで，放射線科医は，画像か，脳神経内科医，脳神経外科医は診察からです. それぞれがアプローチの違いを超えて，想像力を膨らませ "ストーリー" を描き，協力し目標を達成させます. そのような医師を育成するのが私の使命と考え，日々診療を行っております.

掛田伸吾（Shingo Kakeda）

弘前大学大学院医学研究科 放射線診断学講座
レジデントとして知っておくべき基本的内容に加え，実臨床に沿った実践的な診断ポイントについても解説しています. 日常診療に役立ててもらえれば幸いです.

急性喉頭蓋炎

小野貴史，原　裕子

1 "見逃してはいけない" 画像と症例

症例1

　3歳7カ月男児．発熱と咽頭痛で来院し，診察中に呼吸困難感を訴えはじめた．吸気時喘鳴を聴取したため，上気道狭窄の可能性を考え頸部気道単純X線写真（図1）を坐位で撮影した．

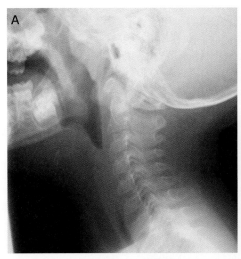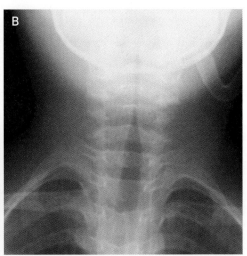

図1　症例1：頸部気道単純X線写真
A）側面像，B）正面像．

　本稿では頸部領域の代表的な緊急的疾患として急性喉頭蓋炎を取り上げます．本疾患の大きな特徴として，小児と成人では臨床症状や経過，適切な画像診断法が大きく異なるという点があります[1]．今回はより緊急度が高く，画像検査法や解釈に注意を要する小児に焦点をあてて概説します．

2 "知っておきたい" 正常画像解剖

1) 頸部気道単純 X 線写真：側面像（図2A）

上咽頭から気管分岐部までの気道を観察します．大まかなチェックポイントは以下の通りです．

❶ アデノイド（A）

上咽頭にある最後方の扁桃組織で，2～5歳頃に最大となります．肥大しすぎると鼻閉や睡眠時無呼吸症候群といった慢性的な呼吸障害の原因となり，乳児期では哺乳力低下を，幼児期～学童期では集中力低下や学習障害を起こすことがあります．

❷ 口蓋扁桃（T）

中咽頭にある扁桃組織で，扁桃炎や扁桃周囲膿瘍が生じる場所です．口腔内から直接観察できる領域なので画像的に指摘する意義は大きくありませんが，口蓋扁桃の炎症により中咽頭の内腔が見えにくくなることがあります．

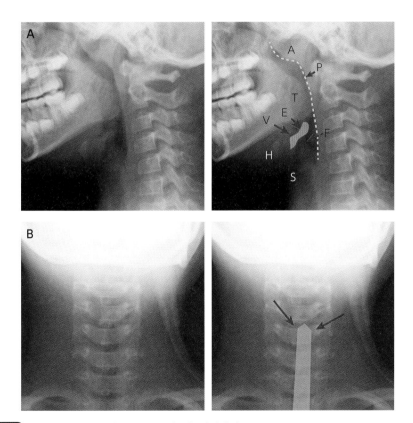

図2 正常の頸部気道単純 X 線写真（8歳女児）

A）側面像．A：アデノイド（adenoid），T：口蓋扁桃（palatine tonsil），P：咽頭後壁（posterior wall of the oropharynx），H：舌骨（hyoid bone），E：喉頭蓋（epiglottis），V：喉頭蓋谷（vallecula of epiglottis），F：披裂喉頭蓋ひだ（aryepiglottic fold），S：声門下部（subglottis）．
B）正面像．声帯ひだと声門下気管により急峻な肩（subglottic shoulder：➤）が形成される．

❸ 咽頭後壁 (P---)

頸椎前面の軟部組織で，咽後膿瘍などで同部に炎症が生じると陰影の厚みが増して描出されます．厚みの基準は文献や年齢によりさまざまで椎体前後径より厚い場合を異常とすることが多いですが[2]，正常でも撮影条件により厚くなる場合があるので注意が必要です（「ここがピットフォール」を参照）．

❹ 喉頭蓋 (E ■) と喉頭蓋谷 (V)

喉頭蓋は気管の入り口にある軟骨でできた蓋状の構造で，正常では舌根部尾側から後上方へ伸びる薄い板状陰影として描出されます．喉頭蓋と舌根部は腹側の舌骨（H）に向け深い溝を形成しており，これを喉頭蓋谷と呼びます．

❺ 披裂喉頭蓋ひだ (F)

解剖学的に喉頭蓋の基部左右には披裂喉頭蓋ひだが隣接しています．側面像では喉頭蓋から披裂部に連続する軟部陰影として描出されます．

❻ 声門下部 (S)

声門より尾側の気管にあたります．声門下部から気管分岐部のレベルでは気管の太さが同じであるのが正常です．

2）頸部気道単純X線写真：正面像（図2B）

主に声門下より尾側の気管を評価します．頸部気道単純X線写真では吸気後に軽く息を止めた状態での撮影が理想的とされます．適正条件下で撮影された正面像では閉じた声帯ヒダと開いた声門下気管による急峻な"肩"がみられ，これをsubglottic shoulderと呼びます（図2B➡ ■）．側面像と同様に，これより下方の気管径は気管分岐部まで同じであるのが正常です．

> **👉 ここがピットフォール：適正に撮影できているか確認する**
> ・頸部気道単純X線写真は原則的に安静吸気終末で息止めし，やや頸部を伸展させた状態で撮影する（図3A）．
> ・呼気時や頸部が屈曲した状態で撮影すると，咽頭後壁の軟部陰影は厚くなり咽頭〜気管の内腔は狭小化して見える（図3B）．
> ・啼泣状態など息止めが難しい乳幼児の正面像ではsubglottic shoulderが形成されずなだらかなスロープ状の形態となり，あたかも"pencil sign"（後述）のように見えることがしばしばある（図3C）[3]．
> ・咽後膿瘍や気管狭窄と判断する前に，適正な条件下で撮影されたかどうかを確認しよう．

A) 頸部伸展   B) 頸部屈曲   C) 啼泣状態

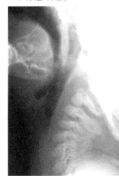 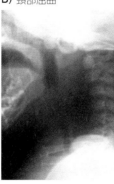 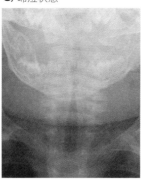

図3 撮影条件の違いによる頸部気道単純X線写真の変化

A，B）2歳男児，正常例の側面像（同一症例）．Aは頸部伸展位，Bは頸部屈曲位で撮影．
伸展時の気道は全体的に明瞭で喉頭蓋は容易に確認できる．屈曲位では咽頭後壁の軟部陰影が厚
くなり，下咽頭から声門下気管にかけて気道が狭く見える．これにより喉頭蓋や喉頭蓋谷の陰影
は不明瞭化している．

C）1歳10カ月女児，正常例の正面像．啼泣状態での撮影．
声門下気管は左右対称になだらかに狭小化して見えるが，真の気道狭窄ではない．画像のみで真
の気道狭窄と区別することは難しく，臨床像や撮影時の様子を合わせて考慮する必要がある．

3 "見逃してはいけない" 画像の読影ポイント

1) 画像検査に走る前に（最重要）

　急性喉頭蓋炎は主にインフルエンザ菌により引き起こされる感染症で，発熱と咽頭痛に
続き急速な呼吸困難感や吸気時喘鳴が出現します．適正かつ迅速な気道確保や治療が求め
られる疾患で，特に気道が狭い幼児では発症から数時間以内に致死的窒息に陥る可能性が
あります[4]．**急性喉頭蓋炎の診断に画像診断は必須ではなく，臨床的に本症を疑った際に
は直ちに気道確保のための体制を整えることが重要**です．

　また，小児の急性喉頭蓋炎では腫脹した喉頭蓋が重力により偏位して気管入口部を閉塞
し突然窒息を生じる危険性があるため，**仰臥位をとらせてはいけません**．したがって頸部
気道単純X線撮影を行う場合でも立位や坐位で撮影します[5]．画像検査中は気道閉塞が起
きてもすぐ対応できるように担当医が必ず立ち合って，万全の準備を整えておくようにし
ましょう．安易にCTを撮ることは厳禁です．

　なお，気道が広い成人では小児よりも気道閉塞のリスクが低く，症状が進行する速度は
緩やかなため，軽症であれば急性喉頭蓋炎の診断目的にCTを撮ることは許容されます．

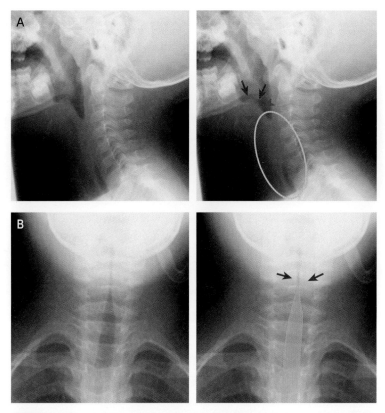

図4 症例1：頸部気道単純X線写真（図1の再掲）

A）側面像．喉頭蓋は著明に腫脹し丸みを帯びた形状である（thumb sign 陽性：
  ➤）．喉頭蓋の下方では肥厚した披裂喉頭蓋ひだを認める（➤）．これらの
  所見に伴い，喉頭蓋と舌根部より形成される喉頭蓋谷は浅く描出されている
  （vallecula sign）．声門下部の気道は狭小化し一部内腔が確認できない（◯）．
B）正面像．声門下腔における subglottic shoulder は消失し，左右対称性のなだ
  らかな気道の狭小化を認める（pencil sign 陽性：➤）．

2）thumb sign（図4A ➤）

　頸部気道単純X線写真側面像で，喉頭蓋が炎症により腫脹しあたかも**母指のように丸み
を帯びた形状になる所見**がthumb signです．急性喉頭蓋炎に対して特異度が高く，特に
小児では診断的意義が高い所見です．一方，成人では約1/3程度でthumb signが陰性にな
ると報告されており[6]，軽症の急性喉頭蓋炎では喉頭蓋の腫脹が単純X線写真で捉えられ
ない例があるということは知っておく必要があります[3]．

3）被裂喉頭蓋ひだの肥厚（図4A ➤）

　頸部気道単純X線写真側面像においては披裂喉頭蓋ひだ（特に上部半分）の肥厚も急性
喉頭蓋炎の特徴的所見として知られ[7]，ときに急性喉頭蓋炎との鑑別が問題となるオメガ

型喉頭蓋との区別にも有用とされます．オメガ型喉頭蓋は乳幼児で稀にみられる正常変異で喉頭蓋が馬蹄形を呈し肥厚して見えるものです．炎症ではないので急性喉頭蓋炎と異なり被裂喉頭蓋ひだの肥厚はみられません[2]．

4) vallecula sign（図4A）

頸部気道単純X線写真側面像では喉頭蓋と披裂喉頭蓋ひだが腫脹することにより，喉頭蓋谷（vallecula）が浅く描出されたり消失したりすることがあり，これをvallecula signと呼びます[8]．成人の急性喉頭蓋炎で報告されている所見ですが，小児にも応用できます．喉頭蓋が高度に腫脹し舌根部と喉頭蓋が一塊となって側面像で区別しにくい症例や，喉頭蓋の腫脹が軽度にとどまる症例でも，この所見から急性喉頭蓋炎と診断できることがあります．

5) subglottic shoulder の消失（図4B → ）

急性喉頭蓋炎の炎症が声門下の粘膜に及び声門下気管が狭小化することがあります．この際，正面像では声門下のsubglottic shoulderが消失し，左右対称性のなだらかな気管狭窄として描出されます．この所見はクループ（喉頭気管気管支炎）における "pencil sign" または "steeple sign" としてよく知られていますが，声門下に炎症が波及した急性喉頭蓋炎でも同様の所見が認められます[9]．

6) 咽頭腔の拡大

声門下気管や喉頭蓋のレベルで気道が狭窄すると，吸い込まれた空気が中咽頭や下咽頭に溜まり，腔が拡大して描出されることがあります．疾患特異性はなく補助的な所見です[5]．

> **ここがポイント：急性喉頭蓋炎を疑った際の画像検査**
> ・吸気時喘鳴は危険な症候の1つである．鑑別の1つに急性喉頭蓋炎が含まれるがこれを臨床的に疑ったときにはCTは避けるべきである（吸気時喘鳴があれば全例CTを避けるべきというわけではなく，声門下血管腫などむしろCTが有用な疾患もあるので注意しよう）．
> ・診療中や画像検査中は，常に気道確保ができるような体制をつくっておこう．
> ・急性喉頭蓋炎を疑わせる頸部気道単純X線写真の所見としてthumb signや被裂喉頭蓋ひだの肥厚がある．

4 Point！似た画像で理解を深めよう！

症例2

　1歳0カ月女児．発熱と哺乳低下で来院．診察時に咳嗽が目立ち，吸気時喘鳴もみられたため，上気道狭窄の有無の精査目的に頸部気道単純X線写真を坐位で撮影した（図5）．

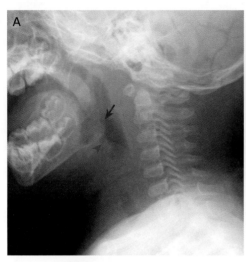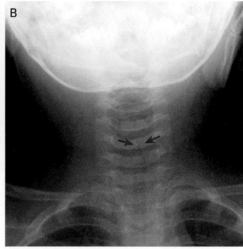

図5 症例2：頸部気道単純X線写真
A）側面像．声門下の気道は狭小化し，内腔が一部不明瞭である．喉頭蓋（➡）
　や披裂喉頭蓋ひだ（➤）の腫脹はなく，喉頭蓋谷も深く描出されている．
B）正面像．声門下腔におけるsubglottic shoulderはみられず，なだらかな左右対
　称性の気道狭窄を呈する（pencil sign 陽性：➡）．

　症例1と比較すると，診察状況や提示した単純X線写真の画像は一見して似ています．特に正面像では**声門下のsubglottic shoulderの消失（pencil sign）**がみられ，先に提示した症例とほぼ区別がつきません．側面像でも下咽頭や声門下部レベルでの軟部陰影の腫脹により同部の気道が見えにくい点は似ています．しかし喉頭蓋は正常に描出され，披裂喉頭蓋ひだや喉頭蓋谷も明瞭に保たれています．この症例は急性喉頭蓋炎ではなくクループでした．頸部気道単純X線写真では**正面像と側面像の両方を評価する**ことが重要です．

おわりに

　インフルエンザ菌に対するHibワクチンの定期接種化により，急性喉頭蓋炎の小児例は激減し相対的に成人例が増えましたが，ワクチン未接種の幼児やインフルエンザ菌以外の細菌による小児の感染例はいまだに遭遇する可能性があります．小児では成人より緊急度が高く，安易に仰臥位にしてはいけないということがポイントです．本症に限らず緊急的疾患の診療では，疾患特有の画像所見を知っていることはもちろん，臨床像から考えた鑑

別疾患を基にどのような画像検査を選択するのが適正かを判断できることが重要です．ときとして画像検査を行う必要がない症例がある点も認識しておきましょう．

▓ 引用文献

1）Lichtor JL, et al；Epiglottitis：It Hasn't Gone Away. Anesthesiology, 124：1404-1407, 2016（PMID：27031010）

2）Section 4, Respiratory System：Chapter 51, Upper airway disease.「Caffey's Pediatric Diagnostic Imaging 13th Edition」（Coley B, ed）, pp476-485, Elsevier, 2018

3）Cleveland RH, et al；Section 10, Pediatric Airway；Laryngeal and subglottic airway.「Imaging in Pediatric Pulmonology 2nd Edition」（Cleveland RH & Lee EY, eds）, pp214-217, Springer, 2020

4）Stroud RH & Friedman NR：An update on inflammatory disorders of the pediatric airway：epiglottitis, croup, and tracheitis. Am J Otolaryngol, 22：268-275, 2001（PMID：11464324）

5）2. 頭頸部クループと急性喉頭蓋炎.「すぐわかる小児の画像診断 改訂第2版」（荒木 力，他／編），pp212-213，学研メディカル秀潤社，2017

6）Fujiwara T, et al：Diagnostic accuracy of radiographs for detecting supraglottitis：a systematic review and meta-analysis. Acute Med Surg, 4：190-197, 2017（PMID：29123860）

7）John SD, et al：Aryepiglottic fold width in patients with epiglottitis：where should measurements be obtained? Radiology, 190：123-125, 1994（PMID：8259388）

8）Ducic Y, et al：Description and evaluation of the vallecula sign：a new radiologic sign in the diagnosis of adult epiglottitis. Ann Emerg Med, 30：1-6, 1997（PMID：9209217）

9）「小児科臨床ピクシス 小児画像診断」（五十嵐 隆，小熊栄二／編），pp109-111，中山書店，2012

Profile

小野貴史（Takafumi Ono）

倉敷中央病院 放射線診断科
小児・救急・呼吸器領域を中心に，画像診断・超音波診断・IVRなど幅広く従事しています．"臨床医に寄り添う放射線科医"をめざし，ベッドサイドや救急外来，検査室を行ったり来たりしています．特に小児領域では適正な画像検査と診断を提供できるように，放射線・超音波技師さんたちと力を合わせ日々奮闘中です．

原 裕子（Hiroko Hara）

倉敷中央病院 放射線診断科

気胸

八木橋国博，蛭間弘光

1 "見逃してはいけない" 画像と症例

症 例

　10歳代女性．夕食後テレビを視聴中に，突然の左胸痛を自覚．軽度息苦しさもあり，症状改善がないために，救急車にて来院．発熱を含め，その他の症状はなく，特記すべき既往歴はない（図1）．

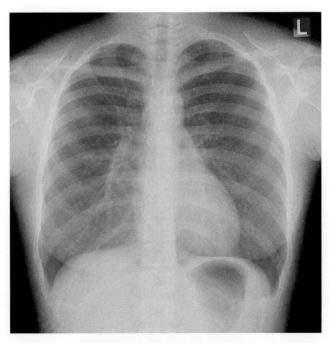

図1 来院時胸部単純X線画像
（立位正面像）

2 "知っておきたい" 正常画像解剖

1) 正常画像の解説 (図2, 3)

　　胸部X線には,胸部に存在するすべての臓器が写っています.特に決まった読影法はなく,臨床症状に併せて目につく病変から見ていくことが多くなりますが,その後に,ほかに異常所見がないかいつも同じ手順で一通り画像を見る習慣を身につけた方がよいと思います.

　　一例としては,心縦隔陰影→肺野→骨軟部陰影→見逃しやすい部位,といった順番で以下の項目などを確認します.

- **・心縦隔陰影**：心臓の大きさ・形態,気管の走行・気管分岐部の角度・気管内陰影の有無,胸部下行大動脈左縁・右傍気管線・奇静脈食道線,肺門の高さ・形態など
- **・肺野**：左右肺を見比べて結節・腫瘤・浸潤影の有無,肺門から末梢にかけて肺血管陰影の走行,肋横隔膜角の形態など
- **・骨軟部陰影**：皮膚の厚さ,肋骨・肩甲骨・椎体の形態など
- **・見逃しやすい部位** (図2B)：肺尖部 (○),肺門部 (○),心陰影に重なる部位 (○),横隔膜に重なる部位 (○)

> **ここがピットフォール**
>
> 　目立つ病変,例えば気胸や肺炎,肋骨骨折などを見つけてしまうと,それに満足して以降の読影がおろそかになってしまうことがあります.その他に重要な所見を見逃していないか,ルーチンの読影法を怠らないことが重要です.

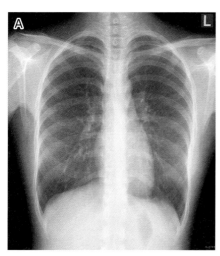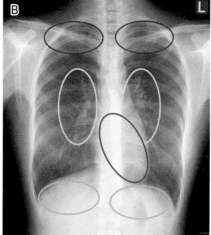

図2 正常の胸部単純X線画像 (立位正面像)

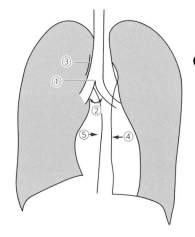

図3 正常の胸部単純X線画像のシェーマ

気管分岐部は第6胸椎に重なることが多く（①），気管分岐角は約60°である（②）．気管分岐部リンパ節腫大や左房拡大がある場合にはこの角度が開大する．右傍気管線は気管の右側に鎖骨レベルから尾側に描出される約1～2 mmの線であり，右傍気管リンパ節腫大が存在する場合に肥厚して見える（③）．胸部下行大動脈左縁は若年者ではほぼ椎体左縁と平行に走行し（④），動脈硬化や加齢によりこのラインは蛇行・弯曲する．奇静脈食道線は右肺で心臓後面で椎体の前を乗り越えて左側に突出し，食道との境界で形成される線である（⑤）．気管分岐部リンパ節腫大や食道腫瘍などで不明瞭となったり，偏位したりする．

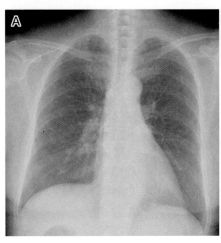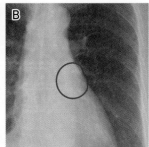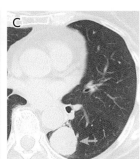

図4 かくれんぼ肺癌症例

60歳代女性．左肺門部に重なった肺癌．

A，B）胸部単純X線画像（立位正面像）：左肺門部から心陰影に重なるように境界明瞭な結節が認められる．コントラストを強調した拡大画像（B）では，病変の同定がやや容易になる（◯）．

C）CT（肺野条件）：左下葉S6領域に境界明瞭な腫瘤があり（➡），気管支鏡にて腺癌と診断された．

2）見逃してはいけない画像を理解するうえでのポイント

　　肺癌を見逃しやすい部位としては，肺尖部，肺門部，心陰影や横隔膜に重なる部分があげられます．これらの部位に癌が隠れていないかと常に疑いながら，拡大縮小やモニター調整をしながら画像を見る習慣が必要です（図4）．CTで病変を見つけたときは，X線写真ではどのように見えるのかを振り返って見なおすことも重要です．

 ここがポイント

　　心縦隔陰影に重なる椎体や気管分岐部などは，モニターの表示条件を調整することにより，見やすくなります．肋骨と重なる肺野病変なども，モニターのウインドウを連続的に調整しながら見ていくと偶然見つかることもあります．

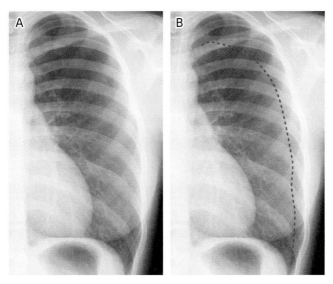

図5 症例：来院時胸部単純X線画像（図1の再掲）

3 "見逃してはいけない" 画像の読影ポイント

　気胸とは胸膜腔に空気が貯留した状態であり，虚脱した肺のラインを見つけることが診断のポイントの1つになります．立位では，空気は肺尖部に貯留するので，上肺野から外側にかけての部分で，虚脱した肺（臓側胸膜）のライン（淡く細い白線，図5---）を探します．続いて，その淡く細い白線の外側には，肺血管陰影が存在しないことを確認します．

　その他，気胸の随伴所見としては，胸水貯留や肋間の拡大などがみられます．

　ルーチンで吸気・呼気の2枚のX線を撮影しても気胸の診断能は変わらないといわれていますが[1]，吸気撮影で気胸が見つからないときは呼気撮影をしてみるのも手かもしれません．

　臥位のX線では，気胸の所見は立位時とは異なります．臥位では，胸膜腔内の空気は頭側ではなく，腹側に貯留します．このほか，肺底部の透過性亢進，肋横隔膜角の深遠化，心辺縁の明瞭化などがみられます．臥位において臓側胸膜のラインが上肺野で同定できた場合は，大量の気胸が存在することが示唆されます[2]．

● 緊張性気胸（図6）

　緊張性気胸とは，胸膜破綻部位から胸膜腔に流入した空気がチェックバルブ機構により流出できなくなり，胸腔内圧が持続的に上昇する状態です．その結果として，静脈還流が障害され循環不全や呼吸不全が生じるため，迅速な胸腔ドレナージが必要となります．画像所見としては，高度の肺虚脱・縦隔の健側への偏位・患側の横隔膜の低位などがあげられます．しかし，臨床所見で緊張性気胸が診断可能な場合は，X線を撮影する前に処置が行われることがあります．

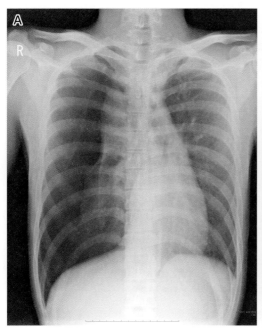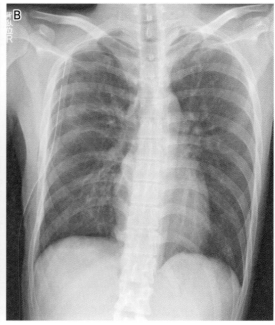

図6 緊張性気胸：胸部単純X線画像（臥位）

20歳代男性．突然の胸痛と呼吸困難のため救急車にて来院．
A）来院時の画像．右肺の虚脱，左方向への縦隔陰影の偏位，右横隔膜の低位が認められる．
B）右胸腔ドレーン留置後．右肺虚脱，縦隔偏位，右横隔膜の低位の改善がみられる．

> **ここがポイント**
>
> 虚脱した肺のラインを探しましょう．画像を拡大し，モニターのウインドウ調整をすることで見つかることもあります．

4 Point！ 似た画像で理解を深めよう！

1）皮膚のシワ（図7）

　胸部X線画像（臥位），特にポータブル写真において，高齢の痩せた患者さんでは皮膚のシワが臓側胸膜のラインのように見えることがあります．気胸との鑑別点としては，ラインが胸壁外まで追えること，ラインの外側に肺血管陰影の走行がみられること，ラインにnegative Mach band（図8）と呼ばれる細く黒い線が見えることなどがあげられます．

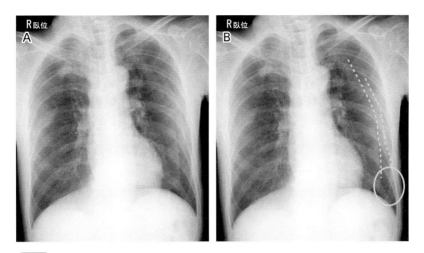

図7 皮膚のシワがみられる胸部単純X線ポータブル画像
左胸腔にnegetive Mach bandを伴う2本の線があり（- -），その外側に肺血管影が認められる（◯）.

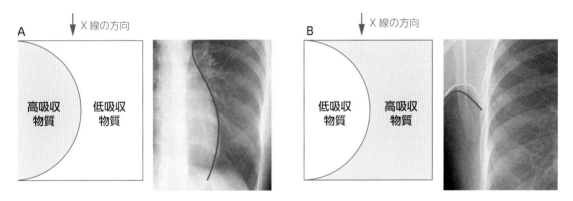

図8 Mach band
Mach bandとは，異なったコントラストの物体が接したときにその境界に沿って黒いあるいは白い帯状の線が見えることをいう.
A）negative Mach bandとは，胸部下行大動脈や左室のように凸状の高吸収物質の周囲に低吸収物質である肺が凹状に存在する場合に，境界部分に沿って見える黒い線のことである（━）.
B）positive Mach bandとはその逆であり，腋窩の凹みのように凸状の低吸収物質（空気）の周りを凹状に高吸収物質が取り囲むような部分では，その境界に白い線がみえることである（┉）〔前腋窩ひだは，negative Mach bandが認められる（━）〕.

2) 巨大ブラ・高度肺気腫（図9）

　　巨大ブラ・高度肺気腫は，X線では肺野の血管陰影が同定しづらく気胸との鑑別に迷うことがあります．臓側胸膜のラインが見えないことが気胸との鑑別点になりますが，判断に迷ったら，侵襲的治療の前に躊躇せず単純CTを撮影することをおすすめします．

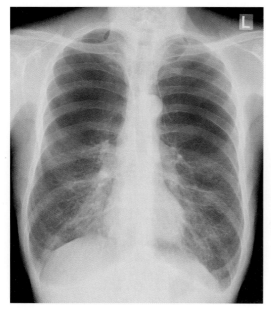

図9 高度肺気腫：胸部単純X線画像
（立位正面像）

両側上肺野では広範に肺血管陰影が見え
づらいが，気胸を疑う臓側胸膜のラインは
みられない．拡大しウインドウ調整するこ
とでわずかに肺血管陰影が認識できる．

おわりに

　　X線での気胸の見え方について概説しました．診断のために緊急でCTを撮影する症例が
最近増加していますが，被曝低減のためにまずはX線でしっかりと診断し，その後の治療
方針に応じて必要であればCTを撮影する方向になればと思います．

引用文献

1）Thomsen L, et al：Value of digital radiography in expiration in detection of pneumothorax. Rofo, 186：267-273, 2014（PMID：24043613）
2）「本当は教わりたかったポータブル胸部X線写真の読み方 サクッと読めて，ガツンとわかる7日間特別講義」（松本純一／編），メディカル・サイエンス・インターナショナル，2019
　　↑タイトル通り，サクッと読みやすく，中身はガツンです．

参考文献・もっと学びたい人のために

1）「シェーマでわかる 胸部単純X線写真パーフェクトガイド」（Lacey GD，他／著，栗原泰之／訳），メディカル・サイエンス・インターナショナル，2012
　　↑コンパクトな本ですが，胸部単純写真読影のポイントがつかめると思います．

Profile

八木橋国博（Kunihiro Yagihashi）

川崎市立多摩病院 放射線科
多くの研修医が放射線科ローテートを選択して，CTやMRI
だけでなく，単純写真にも興味をもってもらえるような指
導を心がけています．

蛭間弘光（Hiromitsu Hiruma）

聖マリアンナ医科大学 放射線医学講座
救急科専門医の資格をもつ放射線科専攻医です．忙しい現
場ですとすぐにCT！ と発想してしまいがちですが，胸部
単純X線写真だけでもわかることは多いです．この本をきっ
かけにして，ぜひ胸部単純X線写真を学んでみてください．

大動脈解離

光野重芝

1 "見逃してはいけない" 画像と症例

症 例

90歳代女性．突然発症の激しい胸痛で来院（図1）．

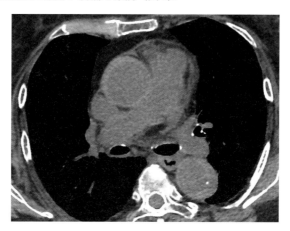

図1 来院時単純CT

2 "知っておきたい" 正常画像解剖

　大動脈解離は病変の範囲によって治療方針が異なり，特に上行大動脈に及ぶかどうかの判定が重要となります．また，分枝への波及により多彩な合併症をきたしうるため，主な大動脈分枝を把握しておきましょう．

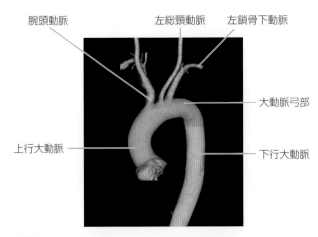

腕頭動脈　　　　　　左総頸動脈　　左鎖骨下動脈

大動脈弓部

上行大動脈　　　　　　　　　　　　　下行大動脈

図2 造影CTから作成した胸部大動脈の3D再構成画像

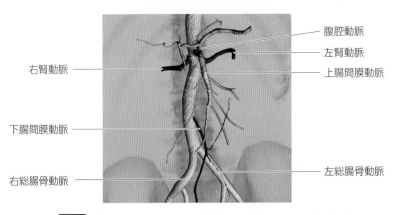

腹腔動脈
左腎動脈
右腎動脈　　　　　　　　　　　　　　上腸間膜動脈

下腸間膜動脈

右総腸骨動脈　　　　　　　　　　　　左総腸骨動脈

図3 造影CTから作成した腹部大動脈の3D再構成画像

1）胸部大動脈（図2）

　　左心室にある大動脈口から腕頭動脈分岐部までを**上行大動脈**（■），そこから第4胸椎の
レベルまでを**大動脈弓部**（■），横隔膜の大動脈裂孔を貫き腹腔内に入るまでを**下行大動脈**
（■）に分類します．

　　主分枝として大動脈弓部からの腕頭動脈，左総頸動脈，左鎖骨下動脈が存在します．

2）腹部大動脈（図3）

　　腹部大動脈は主分枝として**腹腔動脈**（─），**上腸間膜動脈**（─），**両側腎動脈**（─），**下腸
間膜動脈**（─）を派生した後に，臍下で左右総腸骨動脈に分岐します．

3）その他の細かい分枝

　　気管支動脈，食道動脈，肋間動脈，上下横隔動脈，中副腎動脈，性腺動脈（男性では精
巣動脈，女性では卵巣動脈），腰動脈があります．これらへの解離進展で合併症をきたすこ
とは稀です．

表 大動脈解離の分類

1. 解離の範囲による分類

Stanford 分類
　A型：上行大動脈に解離があるもの
　B型：上行大動脈に解離がないもの
DeBakey 分類
　Ⅰ型：上行大動脈に tear があり，弓部大動脈より
　　　　末梢に解離が及ぶもの
　Ⅱ型：上行大動脈に解離が限局するもの
　Ⅲ型：下行大動脈に tear があるもの
　Ⅲa型：腹部大動脈に解離が及ばないもの
　Ⅲb型：腹部大動脈に解離が及ぶもの
DeBakey 分類に際しては以下の亜型分類を追加できる
　弓部型：弓部に tear があるもの
　弓部限局型：解離が弓部に限局するもの
　弓部広範型：解離が上行または下行大動脈に及ぶもの
　腹部型：腹部に tear があるもの
　腹部限局型：解離が腹部大動脈のみにあるもの
　腹部広範型：解離が胸部大動脈に及ぶもの
　（逆行性Ⅲ型解離という表現は使用しない）

Stanford A 型　Stanford B 型

2. 偽腔の血流状態による分類

偽腔開存型：偽腔に血流があるもの．部分的に血栓が存在する場合や，大部分の偽腔が血栓化
　　　　　していても ULP から長軸方向に広がる偽腔内血流を認める場合はこの中に入れる
ULP 型　　：偽腔の大部分に血流を認めないが，tear 近傍に限局した偽腔内血流（ULP）を認
　　　　　めるもの
偽腔閉塞型：三日月形の偽腔を有し，tear（ULP を含む）および偽腔内血流を認めないもの

3. 病期による分類

急性期：発症後 2 週間以内．この中で発症 48 時間以内を超急性期とする
亜急性期：発症後 2 週間を超えて 3 カ月以内
慢性期：発症後 3 カ月を超えるもの

日本循環器学会/日本心臓血管外科学会/日本胸部外科学会/日本血管外科学会．2020 年改訂版 大動脈瘤・
大動脈解離診療ガイドラインより転載．
〔https://www.j-circ.or.jp/cms/wp-content/uploads/2020/07/JCS2020_Ogino.pdf〕（2021 年 3 月閲覧）

3 "見逃してはいけない"画像の読影ポイント

　　大動脈解離とは「**大動脈壁が中膜のレベルで 2 層に剥離し，動脈走行に沿って少なくと
も 1 ～ 2 cm 以上の長さで 2 腔になった状態**」で，大動脈壁内に血流もしくは血腫が存在
する動的な病態を示します．本来の動脈内腔は真腔，新たに生じた**大動脈壁内の腔は偽腔**
と呼ばれ，これらは flap（剥離した内膜と一部の中膜）により隔てられています．また，真腔
と偽腔の交通部は tear と呼ばれ，造影 CT で flap の断裂像として認められます．

　　解離の存在診断は CT 検査が最も優れており，感度・特異度ともにほぼ 100 ％で診断で
きます．しかし，実際には診断だけではなく，その分類も判定しなければなりません（表）．
この**分類と合併症の有無で治療戦略が決定される**ため，適切な CT 撮像法と評価が必要と
されます．

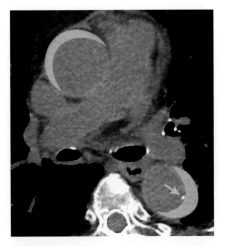 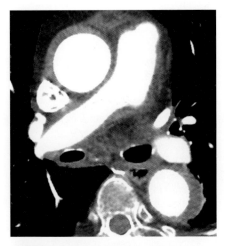

図4 単純CT（図1と同一スライス）：
急性大動脈解離
（Stanford A型，偽腔閉塞型）

上行大動脈と下行大動脈に三日月型の高吸収域（▨▨）が認められ，下行大動脈では石灰化の内側偏位を伴っている（⟶）．これらの所見により，Stanford A型，偽腔閉塞型の急性大動脈解離と診断できる．

図5 同症例の造影CT早期相：
急性大動脈解離
（Stanford A型，偽腔閉塞型）

真腔内の造影増強により，相対的に偽腔内が低吸収域として描出されており，急性期病変か慢性期病変かの判定が困難である．また，血管内の造影効果により，石灰化の内側偏位が不明瞭になっている．

● 適切なCT撮像法と評価

頸部から鼠径部までの**単純CT**，**造影CT2相**（早期相および後期相）を撮像しましょう．

❶ 単純CT

偽腔開存型解離の診断は難しいことが多いですが，石灰化の確認および偽腔閉塞型解離の病期（急性期，亜急性期，慢性期）の判定に必須となります．大動脈内膜に存在する石灰化の内側偏位が明瞭に描出され，解離の存在診断に有用です．また，急性期の偽腔閉塞型大動脈解離では，偽腔内の新鮮血腫が三日月型の高吸収（hyperdense crescent sign）として描出されます（図4）．造影CTのみでは真腔と比して相対的に低吸収域として描出され，慢性期解離や動脈硬化性プラークとの鑑別が困難となることに注意すべきです（図5）．また，血管内腔の増強によって石灰化の同定も困難となる場合があります．

❷ 造影CT

典型的な偽腔開存型の大動脈解離では，**造影効果を伴う二腔構造**を認め，その存在診断は容易です．しかし，早期相では偽腔内が増強されず，後期相ではじめて増強される偽腔開存型が存在することに注意すべきです（図6）．真腔と比して偽腔内の血流が遅いために生じる所見であり，偽腔閉塞型と誤診しないためには，**造影2相**（早期相，後期相）での撮影が必須となります．

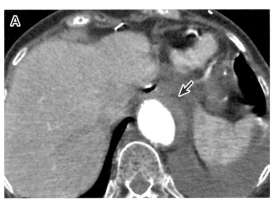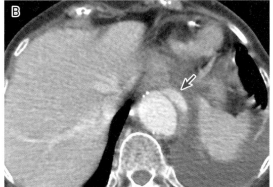

図6 造影CT：80歳代女性，急性大動脈解離（Stanford B型，偽腔開存型）
A）早期相では偽腔内が低吸収を示しており（➡），偽腔閉塞型との鑑別が困難である．
B）後期相では偽腔内の造影効果が認められ（➡），偽腔開存型の解離と診断できる．

> 🖐 **ここがポイント**
> 正確な診断と分類には，単純CTと造影CT2相の撮像・評価が必須！

4 Point！ 似た画像で理解を深めよう！

大動脈解離の分類と合併症を系統的に評価していきましょう．

1）分類

❶ 解離の進展範囲

先述の通り上行大動脈に解離が及ぶかどうかの判定が重要です．上行大動脈に解離のおよぶ病変は，破裂や心タンポナーデ，循環不全などが致死的合併症になり，緊急手術の適応となるためです．上行大動脈に解離が及んでいない場合，降圧療法を主体とした保存的治療が原則ですが，合併症（破裂や臓器虚血）を伴う場合は，ステント留置術などの侵襲的治療の適応となります．

❷ 偽腔の血流状態

偽腔内の血流の有無によって，偽腔開存型，偽腔閉塞型，ULP（ulcer-like projection）型に分類されます．偽腔の大部分が血栓化していても，一部にでも血流があれば偽腔開存型として扱います．ULPは血栓化した偽腔内へと突出する潰瘍状血流腔を示し，進展すると偽腔内血流の再開通や破裂のリスクがあります（図7）．そのため，偽腔開存型に準じた対応が推奨されています．

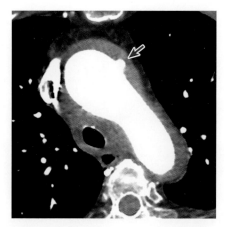

図7 造影CT早期相（冒頭の症例の5日後）：急性大動脈解離（Stanford A型，ULP型）

急性大動脈解離（Stanford A型，偽腔閉塞型）に対して，保存的加療と厳重な経過観察を行っていた．しかし大動脈弓部に偽腔内へ突出する血流腔が出現し（➡），偽腔閉塞型からULP型解離へと移行したと考えられる．偽腔開存型に準じた治療として，外科的手術が施行された．

❸ 発症時期（急性期，亜急性期，慢性期）

　　発症から2週間以内を急性期，2週間以降〜3カ月以内を亜急性期，3カ月以降を慢性期と分類します．急性期では偽腔内の血流状態が変化しやすく，合併症の大半がこの時期に生じます．そのため，急性期では保存的加療の適応であっても厳重な経過観察が必要となります．大半の症例では臨床経過と症状から発症時期を区別できますが，慢性期の偽腔閉塞型解離が偶発的に発見され，判定に悩むことがあります．この場合，先述した通り，単純CTにおいて偽腔が高吸収域であるかどうかが診断に役立ちます．

2）合併症

❶ 破裂

　　主に急性期に生じる重篤な合併症であり，特に心嚢内破裂（心タンポナーデ）が死亡原因として知られています．心嚢内のほか，縦隔や胸腔内などに血腫が認められますが，造影CTでは心嚢液や胸水との鑑別が難しい場合があります．そのため，**単純CTで水と比して濃度が高いことを確認すべきです**．

❷ 分枝の灌流障害

　　大動脈分枝の起始部形態（解離波及の有無）と末梢側血管の造影効果低下，臓器虚血の有無を評価します（図8）．特に冠動脈や大動脈弓部3分枝，上腸間膜動脈への解離波及は，心筋梗塞や脳梗塞，腸管虚血などの重篤な合併症につながりうるため，早期の診断が必要です．分枝への解離波及によって狭窄・閉塞が生じる場合が多いですが，解離が及んでいない場合でも，分枝の起始部の真腔が偽腔に圧排されて分枝血管の血流低下が生じる場合があることに注意すべきです．

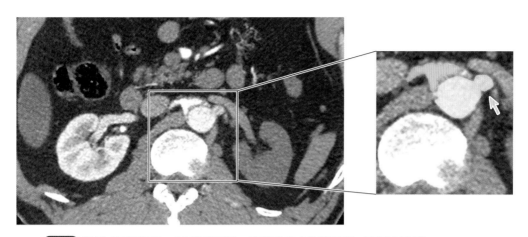

図8 造影CT早期相：40歳代男性．突然発症の胸背部痛，両足の冷感

上行大動脈から両側外腸骨動脈までの偽腔開存型解離が認められ，偽腔（■）は真腔（■）と比して造影効果が低下していた．右腎動脈は真腔から派生しているものの，左腎動脈が偽腔から派生しており（──▶：左腎動脈根部），左腎実質の造影効果が消失している．合併症（左腎梗塞，下肢虚血）を伴った急性大動脈解離（Stanford A型，偽腔開存型）と診断され，緊急手術が施行された．

5　医学生や初期研修医によく質問されること

1）真腔と偽腔の判別ができません！

　　偽腔開存型解離において，2つの血流腔のいずれが真腔か偽腔かの判定に難渋することがあります．その場合は以下の判別法で判定しましょう．

① 内腔の拡大した血流腔が偽腔であり，真腔は狭小化することが多い

② 解離時に大動脈内膜に存在する石灰化がflapへと移動するため，急性期では偽腔壁に動脈壁の石灰化は認めない（慢性期解離ではみられることあり）．すなわち，動脈壁の石灰化を有する血流腔が真腔である

③ 偽腔内の血流は真腔内より遅く，血栓が形成されやすい．すなわち，壁在血栓を有する腔が偽腔であることが多い

④ 造影2相で，先に造影される，もしくは良好に造影される腔が真腔である（血流速度の差のため）

⑤ 解離のない正常大動脈へと連続しているのが真腔である

2）別の件で撮像したCTで，大動脈基部が解離しているように見えます．特に症状はないのですが…

　　CT撮像中の心拍動により，上行大動脈内腔に隔壁構造（ブレ）が生じることがあります．この所見（motion artifact）は2〜8時の双方向性に出現することや，大動脈周囲に存在する肺動脈や肺実質などにもブレが生じることから，偽腔開存型大動脈解離ではないと判断できます．

■ おわりに

　大動脈解離は実臨床で遭遇しうる致死的な救急疾患であり，研修医の先生方に画像診断が求められる場面があります．存在診断に加えて，治療方針の決定に必要な情報（分類と合併症有無）を評価し，上級医や専門医へ十分に伝えるように心がけましょう．

■ 引用文献

1）日本循環器学会/日本心臓血管外科学会/日本胸部外科学会/日本血管外科学会. 2020年改訂版 大動脈瘤・大動脈解離診療ガイドライン. 2020
　　https://www.j-circ.or.jp/cms/wp-content/uploads/2020/07/JCS2020_Ogino.pdf

■ 参考文献・もっと学びたい人のために

1）「CT読影レポート，この画像どう書く？」（小黒草太/著），羊土社，2019

2）「レジデントノート増刊 Vol.22 No.2 画像診断ドリル」（藪田 実，篠塚 健/編），羊土社，2020

3）「画像診断別冊 KEY BOOKシリーズ これだけは知っておきたい心臓・血管疾患の画像診断」（宇都宮大輔/編・著），学研メディカル秀潤社，2016

Profile

| 光野重芝（Shigeshi Kohno）

神戸市立医療センター中央市民病院 放射線診断科
画像診断に迷った際は，気軽に読影室を訪ねることをお勧めします．たくさんの放射線科医を見てきましたが，ほとんどの先生が教えるのが好きです．放射線科医自身が研修医の先生方との議論で得られる新しい知識も多く，心の底から訪問を嫌がる先生はいません．読影室に通い詰めて互いにブラッシュアップしましょう．

Book Information

画像診断に絶対強くなる ツボをおさえる！

発行 ●羊土社

診断力に差がつくとっておきの知識を集めました

扇　和之，東條慎次郎/著

● 「ワンポイントレッスン」の扇先生が教える，画像診断の「ツボ」！
● 解剖，鑑別，画像の見方など画像診断がスムース・的確になる知識の要点を凝縮．

□ 定価3,960円（本体3,600円＋税10%）　□ A5判　□ 159頁　□ ISBN 978-4-7581-1187-4

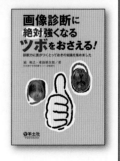

大動脈瘤破裂

中井浩嗣，大野　豪，磯田裕義，中本裕士

1 "見逃してはいけない" 画像と症例

症例

　80 歳代男性．腹部大動脈瘤の経過観察中であったが，4 日前より腹痛発症．腹部 CT を撮影し（図1），4 カ月前の画像と比較した（図2）．

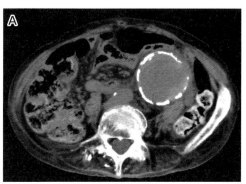
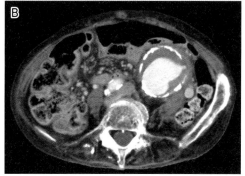

図1 来院時 CT
A）単純 CT，B）造影 CT（動脈優位相）．大動脈瘤の最大短径 63 mm.

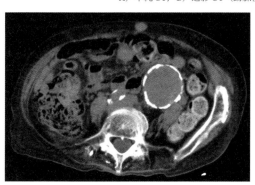

図2 4 カ月前の単純 CT
（図 1 と同レベル）
大動脈瘤の最大短径 53 mm.

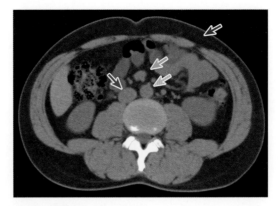

図3 正常解剖（単純CT）

腹部大動脈（⟹）の内部濃度は均一で，下大静脈（➡）などほかの血管の濃度と
著変はない．大動脈周囲には脂肪組織が確認でき，ほかの領域の脂肪組織（➡：皮
下脂肪，➡：腸間膜脂肪織）の濃度と同程度である．

2 "知っておきたい" 正常画像解剖（図3）

● 腹部大動脈に関して，確認すべきチェックポイント

❶ 大動脈内に，壁在血腫を疑わせる所見（血管内腔と比べ単純CT高吸収域）がないこと

　　大動脈内に血管内腔より高吸収の部位があれば，壁在血腫を疑わせる所見です．大動脈
瘤切迫破裂や大動脈解離〔「大動脈解離」（pp.803〜810）参照〕を考えます．

❷ 大動脈周囲の脂肪組織が確認でき，他領域の脂肪組織（皮下脂肪や腸間膜脂肪織）と
等濃度であること

　　通常，大動脈周囲には脂肪組織が存在し，皮下や腸間膜など他領域の脂肪組織と等濃度
を呈します．一方で局所的な炎症・浮腫が生じている場合では濃度が上昇します．大動脈
周囲の脂肪組織が確認できない場合や，限局的に脂肪濃度が上昇している場合には，何か
しらの病態が存在する可能性が高く，注意を払った読影が必要です．

❸ （過去画像があれば）短期間でのサイズ増大がないこと

　　短期間で急速に増大する大動脈瘤は，破裂リスクが高いことが知られています．過去の
画像と比較することではじめて，増大速度を計測できます．

3 "見逃してはいけない" 画像の読影ポイント

1）冒頭の症例の解説

　　冒頭の症例の来院時CTを拡大したもの（図4）および大動脈瘤のシェーマ（図5）を呈
示します．

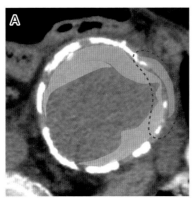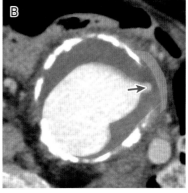

図4 症例：来院時CT（図1を拡大して再掲）
■ = 壁在血腫（■）＋壁在血栓（■）と考えてほしい． ➡ は壁在血栓の亀
裂＋造影剤流入がみられる部分である． ■ は大動脈周囲の脂肪組織の濃度が上
昇している部分をさす． ⌢ は石灰化の開大がみられる．

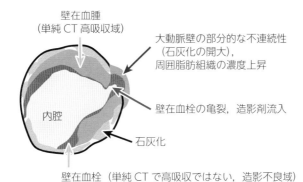

図5 大動脈瘤のシェーマ

❶ 壁在血腫を反映した単純CT高吸収域，および壁在血栓内への血流

単純CTで，大動脈前壁・左側壁・後壁に壁在血腫と考えられる高吸収域がみられます
（図4A ■）．

また，造影CTでは左側壁に造影不良域内に突出する造影効果がみられ，壁在血栓内の
亀裂への血流を反映した所見と考えられます（図4B ➡）．

これらはともに，大動脈瘤切迫破裂を疑わせる所見です．

❷ 大動脈周囲の脂肪組織の濃度上昇

大動脈左側に造影効果を伴わない軟部陰影がみられます（図4 ■）．

大動脈周囲の脂肪組織の濃度上昇を反映しており，これも切迫破裂を疑わせる所見です．

❸ 瘤径の急速な増大，および壁の部分的な不連続性

図1の大動脈瘤の最大短径は63 mmと大きく，図2と比べると4カ月で10 mmと急速
に増大しています．

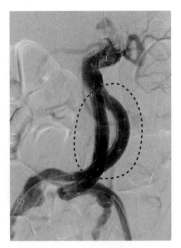

図6 緊急ステントグラフト内挿術後の腹部大動脈撮影
瘤内への造影剤流入が消失（⟳）.

また，壁在血栓・周囲脂肪組織の濃度上昇が目立つ大動脈左側壁内膜の石灰化が開大し，壁の連続性が確認しづらくなっています（**図4A**⟳）. これらもまた，切迫破裂を疑わせる所見です.

以上の所見および症状から，腹部大動脈瘤切迫破裂と診断し，緊急ステントグラフト内挿術（endovascular aortic repair：EVAR）を行いました（**図6**）.

2）大動脈瘤とは

❶ 大動脈瘤の基本事項

大動脈瘤は，「大動脈の一部の壁が，全周性，または局所性に拡大または突出した状態」と定義され，直径が正常径の1.5倍（胸部で45 mm，腹部で30 mm）を超えて拡大した状態です[1]. 形状は，紡錘状（壁が全体的に拡張）と嚢状（壁の一部が局所的に拡張）に大別されます.

大動脈瘤が破裂すると，8割以上の症例が救命不可能とされています[2]. したがって，**破裂リスクの高い症例の診断，および破裂予防のための治療が重要です**. 破裂リスクは，大動脈瘤径とその拡大速度，瘤の形状，疫学的因子（女性・喫煙歴・大動脈瘤の家族歴は破裂リスクが高い）で評価します.

瘤径の大きな大動脈瘤ほど，破裂リスクが高いことが知られています. 年間あたりの破裂リスクは，瘤径（最大短径）が5〜6 cmの場合は3〜15 ％であるのに対し，6〜7 cmの場合は10〜20 ％，7〜8 cmの場合は20〜40 ％，8 cmを超えると30〜50 ％となります[3]. 形状が紡錘状の場合，瘤径≧5.5 cmが手術（血管内治療を含む）の絶対的適応で，瘤径≧5 cmも適応として許容されます. 嚢状の大動脈瘤は破裂のリスクが高く，紡錘状の場合より早期に手術適応とされることが多いです.

❷ 大動脈瘤破裂・切迫破裂の分類

下記の3つに分類されます.

① frank rupture

動脈壁が完全に断裂し，周囲に広範な血腫を伴う，典型的な"大動脈瘤破裂"です．循環動態が不安定で，予後不良です．稀に，消化管や下大静脈に穿破することもあります.

② contained rupture

動脈壁が完全に破綻したものの，周囲組織の反応性変化で血腫が被包化された状態です．血行動態が安定し，慢性経過を辿ることもありますが，再破裂するリスクも高いです.

③ impending rupture（切迫破裂）

破裂には至っていないものの，破裂が迫っている状態で，しばしば背部痛や腹痛を伴います．近年では症状を重視し，疼痛を伴う大動脈瘤は侵襲的治療の適応となることが多いですが，症状・画像所見を合わせた評価が必要です.

❸ 切迫破裂の診断

切迫破裂の診断は少し難しいものの，早期診断が重要です．切迫破裂を疑わせる画像所見（大動脈瘤の不安定性を示す所見）として下記が知られています[3].

① 瘤径の急速な増大（＞1 cm/年）

1 cm/年を超える速度で増大する大動脈瘤は，手術が検討されます.

② 大動脈周囲の脂肪組織の濃度上昇

大動脈周囲の脂肪組織の浮腫を反映した所見です.

③ 大動脈壁の部分的な不連続性

動脈硬化を反映した血管内膜石灰化の開大として認められます．1回のみのCTでは評価が難しいこともあり，経時的変化をふまえて評価します.

④ 大動脈瘤壁の局所的な増大（aortic bleb）

局所的な炎症性変化・弾性線維の菲薄化を反映した所見です.

⑤ 壁在血栓の亀裂・造影剤流入

血管壁に高い張力がかかることで崩れた壁在血栓内に血液が流入する状態で，造影CTでは大動脈内の造影不良域（壁在血栓）内に線状の造影効果がみられます.

⑥ 壁在血腫

⑤同様，脆弱化した壁在血栓に亀裂が生じ，既存の血栓と動脈壁の間に新たな血腫を形成する状態です．単純CTでは三日月状の高吸収域として認められることが多く，"hyperattenuating crescent sign"と呼ばれます〔急性期の偽腔閉鎖型大動脈解離の単純CTでみられる"hyperdense crescent sign"とは異なるものです：「大動脈解離」（pp.803〜810）参照〕.

壁在血栓直下の大動脈壁は，血栓の影響で脆弱化していることが知られています．この脆弱化した大動脈壁と，新たに形成された血腫とが接している場合，大動脈瘤の破裂リスクが高くなります.

大動脈解離や大動脈瘤破裂を疑う状況では，血管内膜の石灰化，壁在血腫や大動脈周囲の脂肪組織の濃度上昇を評価するために単純CTが非常に有用です．壁在血腫（上記⑥）は血管内腔と比べ単純CTで高吸収となりますが，造影CTでは認識が難しくなります．また脂肪組織の軽度濃度上昇（上記②）も，単純CTの方が認識しやすいことがよくあります（造影CT動脈優位相では，濃度がきわめて高い造影剤の影響で，単純CTでの細やかなコントラストが認識しづらくなります）．

また比較できる過去画像がある場合では，必ず経時的変化を確認してください．比較することによって異常所見が認識しやすくなるほか，比較しないと異常所見と認識できないこともあります（特に上記①・③）．

一方でこれらのCT所見は，大動脈瘤の不安定性を示すものの必ずしも近い将来の破裂を意味するわけではなく，陽性的中率は6.9％にすぎないとの報告もあります[4]．切迫破裂を診断する際には，これらのCT所見が複数個存在するかどうか，および症状をふまえた総合的な判断が必要です．

3）腹部大動脈瘤の治療

近年，腹部大動脈瘤に対するEVARの適応は破裂性・非破裂性ともに拡大されています．破裂性腹部大動脈瘤に対するEVARの成績は，外科手術と同等かそれ以上に良好であるとするエビデンスが蓄積され，2020年にガイドラインが大幅に改訂されました[1]．

> **ここがポイント**
> ・大動脈解離や大動脈瘤破裂を疑う場合，単純CTを撮像する
> ・過去画像がある場合には比較検討する（大動脈瘤増大速度の評価，および異常所見を認識しやすくするため）
> ・大動脈瘤の不安定性を示すCT所見は複数ある．症状もふまえ，切迫破裂かどうかを総合的に評価する

4 Point！ 似た画像で理解を深めよう！

1）感染性大動脈瘤（図7）

感染性大動脈瘤は，感染により動脈壁構造が破壊され，瘤を形成した状態です．発熱や炎症反応上昇を伴うことが多いです．炎症が進行すると急速に瘤が拡大し，疼痛を伴います．食道や十二指腸との間に瘻孔を形成することもありますが，大量の消化管出血のリスクがある非常に危険な状態です．大動脈周囲の空気・周囲脂肪組織濃度上昇を伴う動脈径の急速な増大は，感染を疑わせる所見ですが，画像所見だけでは評価が難しいことも多く，臨床所見もふまえた評価が必要です．

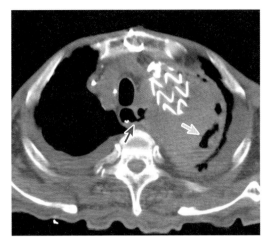

図7 食道への穿破を伴う感染性大動脈瘤（単純CT）

80歳代男性．弓部大動脈瘤術の1カ月後，発熱を主訴に受診．
大動脈弓部ステントグラフト周囲に空気がみられ（▷），感染が疑
われる．食道との瘻孔形成と考えられる所見もみられる（→）．

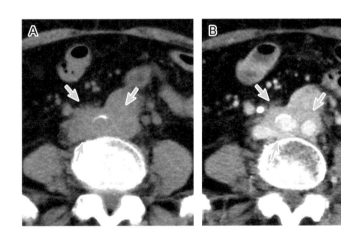

図8 IgG4関連疾患（造影CT）

A）単純CT，B）造影CT静脈優位相．
70歳代女性．黄疸を契機として診断されたIgG4関連疾患の経過観察中．
大動脈周囲に通常みられるべき脂肪組織が，軟部陰影に置換されている．単純
CTでは血管内腔と濃度が等しく，新鮮な出血を疑う所見ではない．また同部位
は造影CTでは造影効果を伴っている（▷）．IgG4関連疾患ではさまざまな
臓器に病変が併存することが多く，本症例では膵臓も腫大していた（非提示）．

2）IgG4関連疾患（図8）

　　IgG4関連疾患は，大動脈瘤破裂のような急激な腹痛で発症することは少ないです．大動
脈周囲のほか，唾液腺や胆管・膵臓・腎臓など他領域の病変を併発することが多く，それ
ぞれの病変部位によって症状が異なります．大動脈瘤破裂と異なり，基本的には大動脈径
の拡張を伴わず，大動脈周囲病変に造影効果を伴います．

おわりに

　少し診断が難しいものの，早期の診断・治療が必要となる，大動脈瘤破裂および切迫破裂を紹介しました．大動脈瘤破裂にはいくつかパターンがありますが，本稿で紹介できるのは一部です．余力のある方は，ほかのパターンも勉強してみてください（「参考文献・もっと学びたい人のために」も参考にしてください）．

引用文献

1 ）日本循環器学会/日本心臓血管外科学会/日本胸部外科学会/日本血管外科学会. 2020年改訂版 大動脈瘤・大動脈解離診療ガイドライン. 2020
https://www.j-circ.or.jp/cms/wp-content/uploads/2020/07/JCS2020_Ogino.pdf

2 ）Hoornweg LL, et al：Meta analysis on mortality of ruptured abdominal aortic aneurysms. Eur J Vasc Endovasc Surg, 35：558-570, 2008（PMID：18226567）

3 ）Vu KN, et al：Rupture signs on computed tomography, treatment, and outcome of abdominal aortic aneurysms. Insights Imaging, 5：281-293, 2014（PMID：24789068）

4 ）Boules TN, et al：Can computed tomography scan findings predict "impending" aneurysm rupture? Vasc Endovascular Surg, 40：41-47, 2006（PMID：16456605）

参考文献・もっと学びたい人のために

1 ）Vu KN, et al：Rupture signs on computed tomography, treatment, and outcome of abdominal aortic aneurysms. Insights Imaging, 5：281-293, 2014（PMID：24789068）
　↑大動脈瘤破裂の大枠・シェーマがわかりやすく，お勧めの総説です．

Profile

中井浩嗣（Hirotsugu Nakai）

京都大学大学院医学研究科 放射線医学講座（画像診断・核医学）
救急疾患の画像診断は幅広く奥が深いですが，本特集のような"見逃すと死に至るような重篤疾患"および"頻度の高い疾患"から，見るべきポイントをおさえていくとよいと思います．

大野　豪（Tsuyoshi Ohno）

京都大学大学院医学研究科 放射線医学講座（画像診断学・核医学）

磯田裕義（Hiroyoshi Isoda）

京都大学大学院医学研究科 放射線医学講座（画像診断学・核医学）
京都大学医学部附属病院 先制医療・生活習慣病研究センター

中本裕士（Yuji Nakamoto）

京都大学大学院医学研究科 放射線医学講座（画像診断学・核医学）

肺塞栓症・深部静脈血栓症

小川　遼

1 "見逃してはいけない" 画像と症例

症例1

　80歳代女性.

　他院で大腿骨近位部術後8日目の患者. トイレから戻った後に突然の胸部不快感, 低酸素血症を認めた. 肺塞栓症疑いで当院に転院搬送され, 造影CTが施行された（図1）.

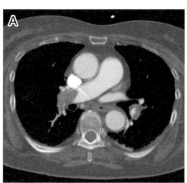
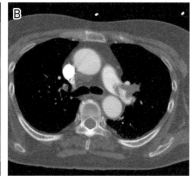
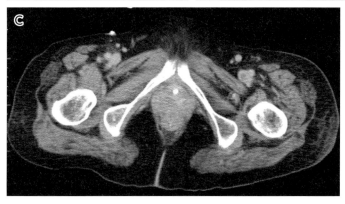

図1 症例1:
来院時造影CT
A）右肺動脈本幹レベル
B）左肺動脈本幹レベル
C）浅大腿静脈レベル

70歳代女性.

乳がんの多発肺転移, 脳転移の患者. 食思不振, 倦怠感を主訴に外来を受診した. スクリーニング目的に単純CTが施行された(図2).

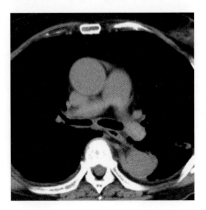

図2 症例2:来院時単純CT

肺塞栓症(pulmonary embolism:PE)は肺動脈が塞栓子によって閉塞する疾患です. その原因の約90%は骨盤内や下肢の静脈由来の血栓〔深部静脈血栓症(deep vein thrombosis:DVT)〕といわれています[1]. PEおよびDVTは静脈血栓塞栓症(venous thromboembolism:VTE)と総称されることもあります.

本稿では比較的遭遇頻度が高く, 致死率の高い急性PEおよびDVTの画像所見と読影のポイントに関して実際の画像を用いて解説します.

2 "知っておきたい" 正常画像解剖(図3)

肺動脈(Ⓐ)は上行大動脈(Ⓓ)の左側を走行し, 気管支の腹側で左右に分岐します. 左肺動脈(Ⓒ)は左主気管支の腹側を走行し, 右肺動脈(Ⓑ)は上大静脈(Ⓕ)の背側かつ右主気管支の腹側を走行します. 肺動脈は中枢側では気管支, 肺静脈と近接して走行しますが, 区域枝レベル以遠の末梢側では気管支とは伴走するものの, 肺静脈とは離れて走行します.

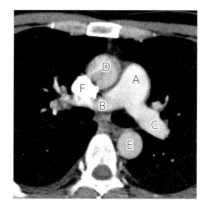

図3 肺動脈本幹レベルの正常解剖（造影CT）
A）肺動脈本幹，B）右肺動脈，C）左肺動脈，D）上行大動脈，
E）下行大動脈，F）上大静脈．

3 "見逃してはいけない" 画像の読影ポイント

　現在PEの診断において最もよく用いられている検査は造影CTです．CT pulmonary angiography（CTPA：肺動脈相）を撮影した後にCT venography（CTV：静脈相）を撮影することでDVTの評価も可能です．ただし，放射線被曝の観点からは全例に対して腹部−下肢のCT撮影を行うことには検討の余地があるといわれています[1]．ガイドラインでもDVTの評価に関してはエコーがfirst choiceとなっており，患者さんの全身状態や検査前確率などを評価して適切なmodalityで検査を行うことが望まれます．検査前確率の評価基準はWellsスコアやRevised Genevaスコアをご使用ください．

1）PE評価時のポイント

　造影CTで血管の評価を行う際には，適切な階調条件に設定する必要があります．特にdynamic CTで動脈の評価を行う場合にはwindow幅を広げる必要があります．肺動脈内の血栓は造影欠損として描出されますが（図4，5B・C），階調条件によっては評価がしにくい場合があります．適切な階調条件に設定することで小病変の見落としを減らすことが可能です．

　血栓はいずれの場所にも生じうるため，肺動脈本幹〜亜区域枝レベルまで造影欠損を丹念に探す必要があります．冠状断での観察は肺動脈の連続性を確認しやすく有用です．偽病変には肺門部リンパ節，不均一に造影された肺静脈などがあげられますが，いずれも肺動脈との連続性を確認することで除外は可能です．また，造影CTでは肺動脈末梢レベルの描出が難しいことがあり，「造影欠損（血栓）」と「造影不良（十分に造影されていない正常な肺動脈）」の区別に迷うことがあります．そのような場合には，① 血栓を疑う部位と同レベルのほかの肺動脈における造影効果の程度，② 血栓を疑う部位の末梢側における造影効果の有無を参考に判断しています．

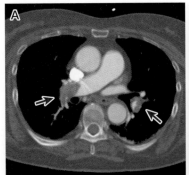
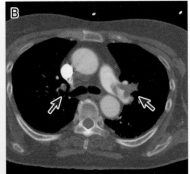
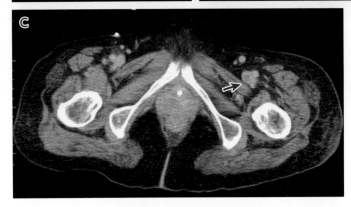

図4 症例1：典型的なPE・DVT
（図1の再掲）

両側肺動脈本幹レベル（A，B），左浅大腿静脈（C）に造影欠損を認め（→），PE・DVTの診断となった．非掲載だが，左腓骨静脈にも血栓を認め，下腿の軟部組織は腫脹して脂肪織濃度の混濁を伴っていた．

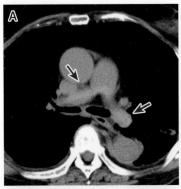
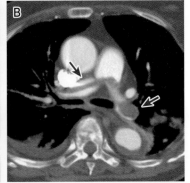
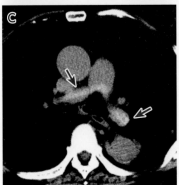

図5 症例2：単純CTで指摘
可能なPE

単純CT（A：図2の再掲）で両側肺動脈に分布する粗大な高吸収域を認めた（→）．その後に施行された造影CT（B）では単純CTの高吸収域に一致した造影欠損（→）を認め，PEの診断に至った．階調条件を調整し（WL 45・WW 100），血栓を明瞭に描出した（C）．

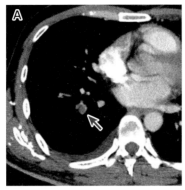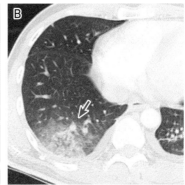

図6 肺動脈区域枝／亜区域枝レベルのPEおよび同領域に一致した肺梗塞

A）造影CTで右肺動脈下葉枝に造影欠損を認めた（➡）.

B）Aの尾側レベルで, 肺動脈が分布する領域の肺野には胸膜下にすりガラス影・con-
solidationを認めた（➡）.

この陰影は内部の濃度が低く, 周囲の濃度が高いのが特徴で（reversed halo sign）, PE
および肺梗塞の診断となった. PEは区域枝／亜区域枝レベルのみに所見を呈する場合も
あるため丹念に病変を探す必要がある.

　稀ですが, 肺動脈本幹レベルの粗大な血栓が高吸収域として単純CTで指摘可能な場合
もあります（図5A）. このような所見は偶発的に見つかることが多く, **単純CTであって
も肺動脈を確認する習慣をつける必要があります.**

　PEによって肺野に生じる所見には肺梗塞があげられます. 典型的な所見としては末梢肺
野に胸膜を底面とした楔状の陰影を呈します（図6）. 頻度は10〜15％程度です[1].

　また, 右心不全の所見として右室拡大, 肺動脈拡大, 心室中隔の平坦化などを呈するこ
とがあります. 肺動脈の拡大は, 肺動脈本幹の最大径3cm以上を目安とする報告がありま
す[2].

2）DVT評価時のポイント

　DVTの評価ではwindowレベルをやや下げて軟部組織を認識しやすくします. window
幅を広げてしまうと造影欠損がわかりにくくなるため注意が必要です.

　静脈内の血栓は下大静脈（IVC）〜下肢静脈に造影欠損として描出されます（図4）. 副
所見として静脈径の拡張, 軟部組織の腫脹, 脂肪織濃度上昇などを伴います. CTVでなく
とも通常の造影CT平衡相でDVTの指摘が可能なこともありますが, 静脈内が造影不良な
場合や層流（造影剤が十分に含まれる血流とそうでない血流が混ざりあった状態）によっ
て不均一に造影される場合には, 偽病変を呈することや血栓の有無が評価できないことも
あるため注意しましょう（図7）.

　血栓を認めた場合には部位と進展範囲の評価が必要です. 塞栓源は膝窩静脈を基準とし
て中枢型と末梢型に分けられます. PEの重症例の塞栓源は中枢型, 特に大腿静脈に多いと
の報告があります[1]. 中枢型DVTに対してはPE同様に抗凝固療法を行いますが, 末梢型
DVTに対しては現時点では抗凝固療法の適応を含めてエビデンスが十分ではないといわれ
ています.

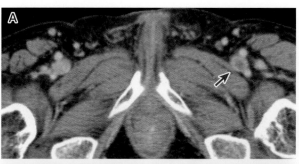
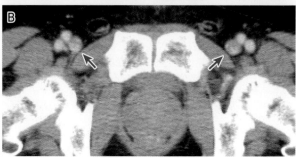

図7 大腿静脈血栓と偽病変の比較

A）造影CT平衡相（90秒）大腿静脈レベル：左大腿静脈血栓がみられる（➡）．深部静脈血栓は
　症状がみられなくても偶発的に発見されることもあり，注意が必要である．

B）造影CT平衡相（90秒）大腿静脈レベル（Aとは異なる症例）：大腿静脈が造影剤の層流によっ
　て不均一に造影され，病変のようにみえている（➡）．

血栓は静脈の中心に位置していることが鑑別のポイントである．

> **ここがポイント**
> 適切な階調条件の設定，横断像＋冠状断での評価で見落としに注意する！

> **ここがポイント**
> 単純CTでも肺動脈の異常の有無を確認する習慣をつける！

4 Point！ 似た画像で理解を深めよう！

　　最後に，腫瘍栓が原因となったPEの画像を提示します（図8）．静脈内の腫瘍栓は原発
巣もしくは転移巣から静脈内に進展する造影効果を有する軟部影として描出され，粗大な
病変では診断は容易です．症例ごとの状況によりますが，PE予防目的にIVCフィルター留
置が必要となる症例があります．

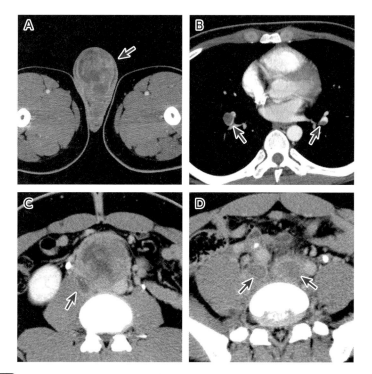

図8 精巣腫瘍・傍大動脈リンパ節転移のIVC浸潤・腫瘍栓／血栓によるPE

A）造影CT静脈相 陰嚢レベル，B）造影CT肺動脈相 区域枝レベル，C）造影CT静脈相
下大静脈レベル，D）造影CT静脈相 総腸骨静脈レベル.
右精巣に腫瘤性病変を認めた（A ➡）．傍大動脈リンパ節は著明に腫大し，リンパ節転移
が示唆された（C）．傍大動脈リンパ節転移巣よりIVC～両側大腿静脈にかけて連続性のあ
る軟部影が進展しており，腫瘍栓と診断した（C，D ➡）．両側肺動脈に腫瘍栓もしくは
血栓を疑う造影欠損を認め（B ➡），PEの診断となった．本症例では抗凝固療法，IVC
フィルター留置，高位精巣摘除術，化学療法後に後腹膜リンパ節郭清術を施行した.

おわりに

　　PE・DVTは比較的頻度が高く，救急外来だけでなく病棟でも出合う機会のある疾患で
す．画像所見はシンプルですが，末梢病変や造影効果の程度によっては評価が難しいこと
もあります．本稿の内容が先生方の診療の一助となれば幸いです.

引用文献

1）日本循環器学会，他：肺血栓塞栓症および深部静脈血栓症の診断，治療，予防に関するガイドライン（2017年改
　　訂版）．2018
　　https://j-circ.or.jp/old/guideline/pdf/JCS2017_ito_h.pdf

2）Aribas A, et al：The use of axial diameters and CT obstruction scores for determining echocardiographic
　　right ventricular dysfunction in patients with acute pulmonary embolism. Jpn J Radiol, 32：451-460, 2014
　　（PMID：24819998）

■ 参考文献・もっと学びたい人のために

1）Kanne JP, et al：Six cases of acute central pulmonary embolism revealed on unenhanced multidetector CT of the chest. AJR Am J Roentgenol, 180：1661-1664, 2003（PMID：12760938）
　　↑単純CTで指摘可能なPEの症例をまとめた論文です．画像も掲載されています．

Profile

| 小川　遼（Ryo Ogawa）

さいたま市立病院 放射線診断科
画像診断のほかにIVRに力を入れています．臨床的に行き詰まった症例や生命の危機に瀕した症例でIVRが力を発揮する場面は少なくありません．手技の幅も広く非常にやりがいのある仕事です．若手の先生に興味をもっていただけると嬉しいです．

Book Information

**胸部X線・CTの読み方
やさしくやさしく教えます！**

発行 ●羊土社

中島　啓／著

● 胸部画像の基本的な読み方を，読影手順と解剖をふまえ，やさしくやさしく解説！
● 確認すべきことが一目でわかる，フローチャートやチェックリストも豊富！

□ 定価3,960円(本体3,600円+税10%)　□ A5判　□ 237頁　□ ISBN 978-4-7581-1185-0

門脈ガス

益岡壮太，宮坂祐輔，星合壮大

はじめに

　　門脈内のガスは腸管壁内のガスが血中に迷入することで生じることが多く，腸管虚血の可能性を示唆します．腸管虚血をきたしている場合の死亡率は高く，その後のマネジメントが患者さんの転帰を左右します．本稿では門脈ガスをみた際に考慮すべき原因疾患および区別すべき病態について説明します．

1 "見逃してはいけない"画像と症例

症例1

　　80歳代女性．前日からの腹痛と下血で来院し，腹部CTを撮影した（図1）．

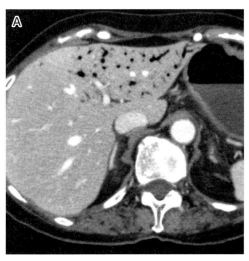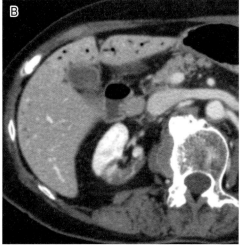

（次ページへ続く）

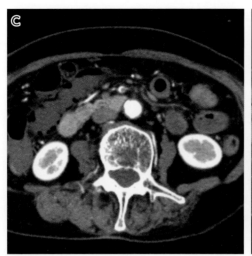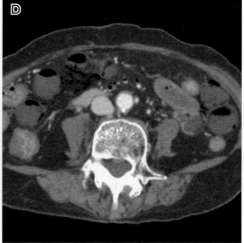

図1 症例1：腹部造影CT

AからDの順に頭側からのスライス．A〜C）WW 350，WL 35，D）WW 500，WL 35．

2 "知っておきたい" 正常画像解剖

●肝内の脈管の正常解剖

　　　肝臓に供血する血管は門脈と固有肝動脈で，いずれも肝門部から流入します．門脈は消化管と膵臓，胆嚢，脾臓からの静脈（主に上腸間膜静脈と脾静脈，下腸間膜静脈）を集めて肝臓に流入する静脈幹であり，肝内で再び毛細血管に分かれます．その後，肝内を還流する血管は肝静脈に集まり，下大静脈に流入します．肝細胞の産生する胆汁はしだいに太くなる胆管を経て左肝管と右肝管に集められ，肝門から出ると総肝管に合流します．肝内から肝門部において，胆管は基本的に門脈に沿って存在します（図2，3）．

> **ここがポイント**
> 　肝内から肝門部では基本的に胆管は門脈に沿って存在するため，肝内での門脈ガスと胆管ガスの区別が難しいことがあります．

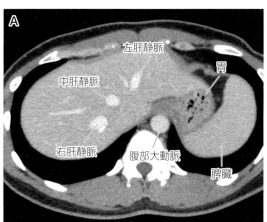
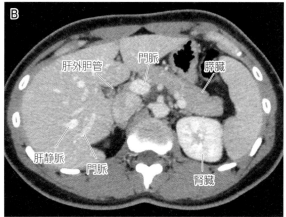

図2 正常解剖（造影CT）
A）肝静脈3本の近位部レベル，B）門脈本幹のレベル．

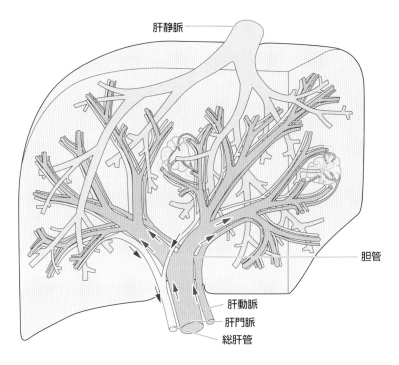

図3 肝内での血管・胆道の流れ
文献1より引用．

3 "見逃してはいけない" 画像の読影ポイント

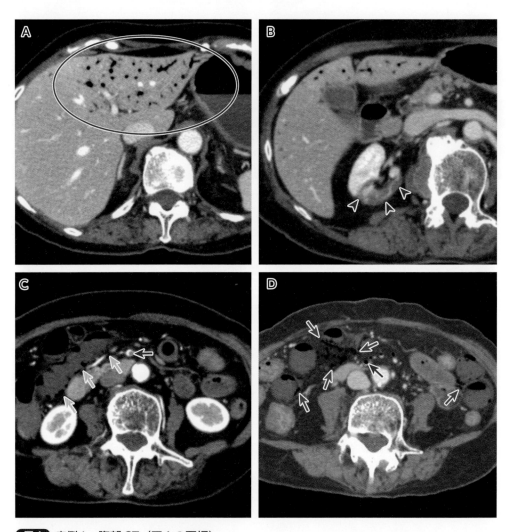

図4 症例1：腹部CT（図1の再掲）
AからDの順に頭側からのスライス．A〜C）WW 350，WL 35，D）WW 500，WL 35.
A）肝左葉に樹枝状のガス像を認める（◯）．ガスは肝辺縁優位に分布している．
B）右腎に楔状の造影不良域がみられ，軽度萎縮を伴う（➤）．腎梗塞を疑う．
C）小腸壁にガスがみられ，壁の造影増強効果が不良である（⇨）．上腸間膜動脈内に造影欠損を認める（→）．
D）小腸壁や小腸間膜（➔）にガスがみられ，上腸間膜静脈の分枝内（➤）にもガスを認める．
以上の画像所見から，上腸間膜動脈閉塞から腸管虚血をきたして門脈ガスが生じたものと考えられる．

●画像所見と診断

　　肝内には広範囲に広がる樹枝状のガスがみられ，肝辺縁まで達しています（図4A）．門脈左枝内や上腸間膜静脈とその上流の腸間膜の静脈内にもガスがみられることから，門脈内のガスとわかります．比較的広範囲の小腸壁内にガスがみられ，小腸間膜や上腸間膜静脈などにもガスを認めます（図4C）．また，壁内ガスがみられる領域の小腸壁は造影増強効果が乏しいです．さらに上腸間膜動脈に造影欠損がみられ，血栓閉塞が疑われます（図4D）．以上の画像所見から，上腸間膜動脈の血栓閉塞から小腸虚血をきたし，その結果として壁内気腫，門脈ガスを生じたものと診断できます．

❶ 門脈ガスか？　胆管ガスか？

　　CTでの肝内ガスの指摘は容易です．しかしながら，そのガスが解剖学的にどの領域に存在するかによって病的意義は大きく異なるため，存在部位を判断する必要があります．症例1のように門脈本幹や上腸間膜静脈など腸間膜静脈から門脈内にガスが確認できた場合にはその判断は難しくないですが，ガスが肝内のみにみられる場合は門脈と並走する胆管内のガスとの区別が問題となることがあります．門脈血流は肝門部から末梢へと向かうため，肝内での門脈ガスは肝辺縁に達する樹枝状のガス像として確認できます．一方で胆汁は肝細胞で産生されて末梢から肝門部に流れるため，胆管ガスは肝門部優位に分布し，肝表から2cm以内の末梢にはみられないとされます[2, 3]．この相違点は肝内ガスでの両者の鑑別に有効です．

症例2

　　80歳代男性．下部胆管がんに対して膵頭十二指腸切除後，胆管空腸吻合後．術後の定期的な経過観察のCTを撮影した．

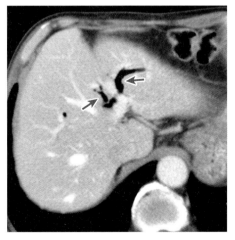

図5 症例2：腹部造影CT
肝内胆管にガスを認める（➡）．ガスは肝門部優位に存在している．

症例2では胆管空腸吻合後の生理的な胆管ガスを認めます（図5）．先に述べたようにガスが肝門部優位にみられ，肝辺縁にはみられない点からも門脈ガスと区別できます．門脈ガスは背景に腸管虚血が存在する可能性があり，緊急性の高い所見です．一方で，胆管ガスは膵胆道系疾患に対する胆管空腸吻合後や内視鏡的乳頭切開，胆道ドレナージなどの胆道系の処置後に生理的状態としてみられることが多く，ほとんどの症例が無症状で病的意義に乏しい所見です．そのため，肝内ガスのみられる患者さんでは胆道系の処置後でないか既往を確認することも必要となります．

 ここがポイント
・門脈ガスは肝辺縁に，胆管ガスは肝門部優位に分布
・胆管ガスは胆道系の処置後に多くみられるため，既往の確認も重要

❷ 原因疾患は何か？

症例1では小腸壁内や小腸間膜内，腸間膜内の血管にガスを認め，小腸壁の造影増強効果に乏しいことから腸管虚血を疑いました．加えて，上腸間膜動脈に造影欠損を認めたため，上腸間膜動脈閉塞による腸管虚血と診断しました．同時に右腎に血栓塞栓を疑う楔状の造影不良域が複数みられました（図4B）．その後，心房細動が確認され，心房細動に伴う血栓塞栓が上腸間膜動脈閉塞の原因と考えられました〔「上腸間膜動脈閉塞症」（pp.836～841）を参照〕．

門脈ガスは腸管壁や腸間膜内のガスが血中に迷入することで生じます．以前は重篤な腸管壊死に合併することが多く予後不良な病態とされていましたが，現在では門脈ガスは良性病変から致死的なものまで幅広い病態でみられることが明らかとなっており（表）[4]，必ずしも重篤な状態を示唆するものではありません．門脈ガスに加えて腹痛やバイタルサインの異常といった症状を有する場合など腸管虚血を積極的に考慮すべき患者さんでは，腸管壁や腸間膜の浮腫，腹水の有無，造影CTでは腸管壁の造影増強効果や腸間膜動静脈の

表 門脈ガスを生じる病態

・腸管壊死：腸間膜動脈閉塞症，非閉塞性腸管虚血症（NOMI）
・腸閉塞
・感染症：門脈炎，胆管炎，結腸憩室炎，敗血症など
・消化管潰瘍
・消化管穿孔
・炎症性腸疾患
・腸炎
・腸管気腫
・外傷
・内視鏡検査後

文献4を参考に作成．
NOMI：non-occlusive mesenteric ischemia

閉塞など腸管虚血を示唆する所見の有無を確認します．また，腸管虚血のほかにも保存的加療が可能な腸炎や良性の腸管気腫など表にあげた原因疾患も考慮する必要があります．

> **ここがポイント**
>
> 門脈ガスをみたら，腸管虚血を示唆するほかの所見の有無を確認する（ただし，必ずしも重篤な状態を示唆するものではなく，保存的加療でよい良性病変でみられることも少なくない）．

4 Point！ 似た画像で理解を深めよう

1）化膿性門脈炎

症例3

70歳代男性．肝門部胆管がんに対して肝右葉切除，胆管空腸吻合後．術後，発熱あり，精査のために撮影した腹部CTで腹腔内膿瘍を認めた．

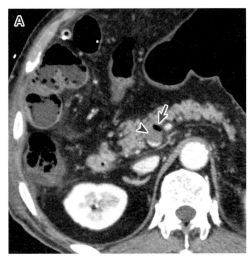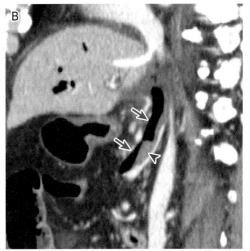

図6 症例3：腹部造影CT

Bは再構成画像（斜断面）．
A，B）門脈内にガス（➡）と同時に血栓（➤）を認める．

門脈ガスの鑑別疾患には敗血症や胆管炎，門脈炎などの感染症も含まれます．**症例3**では術後に感染をきたしており，化膿性門脈炎に伴って門脈ガスがみられたものと思われます（図6）．化膿性門脈炎は門脈系の血栓性静脈炎であり，腹腔内感染が主要な原因です[5]．肝硬変や悪性腫瘍，先天性あるいは後天性の血栓素因により生じた門脈血栓への2次感染が原因となることもあります．細菌感染が疑われる患者さんで門脈ガスをみた際には，化膿性門脈炎も考慮して血栓の有無を評価する必要があります．

2）良性腸管気腫

症例4

10歳代後半男性，無症状．**既往歴**：1型糖尿病，自己免疫性腸炎．肝生検前の腹部超音波で肝内ガスを指摘され，精査のためCTを撮影した．

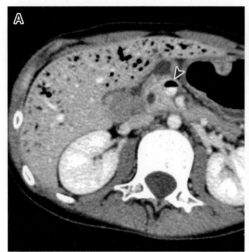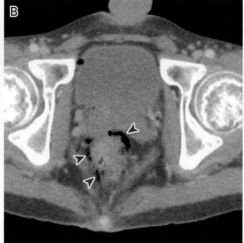

図7 症例4：腹部造影CT
A）広範に肝内ガスがみられ，肝外門脈にもガスを認める（▶）．
B）直腸壁や周囲にガスを認める（▶）．

　症例4は慢性的な消化管症状はあるものの，当日は腹痛など目立った症状はみられませんでした．CTでは広範な肝内ガスがみられ，肝外門脈にもガスが確認できました（図7A）．また，直腸壁や直腸周囲にガスがみられ（図7B），この腸管気腫が門脈ガスの原因と思われました．造影CTでも異常なガス像のほかには腸管虚血を示唆する所見を認めず，身体所見や採血データでも腸管壊死を疑う異常がみられなかったため，良性腸管気腫と考え，無治療で経過観察を行いました．翌日の腹部超音波で門脈ガスの消退を確認しています．

　腸管気腫に至る機序として腸管内圧の上昇と壁の脆弱性が考えられていますが，その病態は十分には明らかになっていません．腸管虚血などの病態を背景とした致死的な腸管気腫と保存的加療で改善する良性腸管気腫に区別され，最近の報告では良性のほうが致死的なものより多いとされます[6,7]．良性腸管気腫の患者背景としてはステロイドなどの免疫抑制薬やα-グルコシダーゼ阻害薬，ラクツロース，抗がん剤などの薬剤の使用，また，腸炎やCOPD・喘息，外傷，内視鏡処置後といった医原性などがあげられます．文献では致死的な腸管気腫を示唆する所見として小腸病変や罹患部位の拡張，壁の菲薄化，fat stranding（周囲の脂肪織濃度上昇），造影CTでの壁の増強不良，門脈ガス，腸間膜ガス，中等度の腸間膜浮腫があげられています[8]．しかしながら，画像で良性腸管気腫と致死的な腸管気腫を区別することが困難な症例は少なくないため，病歴や腹部症状の有無，採血デー

タとあわせて判断する必要があります．臨床的背景としては腸疾患や腸閉塞の有無，血清乳酸値上昇（2 mmol/L）は致死的な腸管気腫で多いとされ，診断の一助となるかもしれません．

おわりに

　門脈ガスのみられる患者さんでは致死的な腸管虚血を有する可能性があります．腸管虚血の有無を確認すると同時にその原因となる病態を早期に診断することで，患者さんの予後改善につながると考えます．

引用文献

1）「Netter's Essential Histology 3rd Edition」（Ovalle W & Nahirney P, eds），Elsevier, 2020
2）熊澤高雄，小山 貴：胆道気腫と門脈内ガスの区別と，それぞれの意味するところを教えてください．画像診断，42：S18-S19，2021
3）井上明星：上腸間膜静脈（SMV）・門脈の造影欠損の鑑別．画像診断，39：A42-A45，2019
4）Sebastià C, et al：Portomesenteric vein gas: pathologic mechanisms, CT findings, and prognosis. Radiographics, 20：1213-24; discussion 1224, 2000（PMID：10992012）
5）石崎陽一，川崎誠治：化膿性門脈炎．日本集中治療医学会雑誌，19：566-568，2012
6）金崎周造：腹部/急性腹症 診断の進め方 腸管気腫症．臨床画像，34：190-191，2018
7）Lee KS, et al：Distinguishing benign and life-threatening pneumatosis intestinalis in patients with cancer by CT imaging features. AJR Am J Roentgenol, 200：1042-1047, 2013（PMID：23617487）
8）Goyal R, et al：Clinical and imaging features indicative of clinically worrisome pneumatosis: key components to identifying proper medical intervention. Emerg Radiol, 24：341-346, 2017（PMID：28168531）

参考文献・もっと学びたい人のために

1）「腹部CT診断120ステップ」（荒木 力/著），中外医学社，2002
2）「ここまでわかる急性腹症のCT 第3版」（荒木 力/著），メディカル・サイエンス・インターナショナル，2018
3）「急性腹症のCT」（堀川義文，他/著），へるす出版，1998

Profile

益岡壮太（Sota Masuoka）
筑波大学附属病院 放射線診断・IVRグループ
画像診断を中心に働いています．日々全く知らない疾患や病態に出くわして学ぶべきことばかりですが，地道に勉強して，患者さんや臨床医から信頼される放射線科医になりたいと思っています．

宮坂祐輔（Yusuke Miyasaka）
筑波大学附属病院 放射線診断・IVRグループ

星合壮大（Sodai Hoshiai）
筑波大学附属病院 放射線診断・IVRグループ

上腸間膜動脈閉塞症

木下光博

1 "見逃してはいけない" 画像と症例

症 例

　80歳代男性．排便後，急激な心窩部痛を自覚したために救急搬送された．痛みの性状は一点に差し込むような痛み．既往歴は心房細動，連合弁膜症，心原性脳塞栓症．腹部CTが撮影された（図1）．

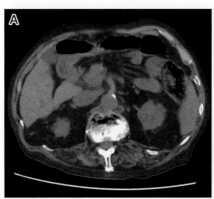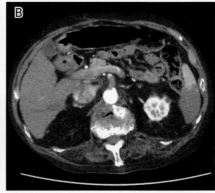

図1 来院時腹部CT
A）単純CT，B）造影CT（Aと同じレベル）．

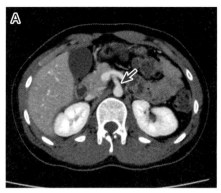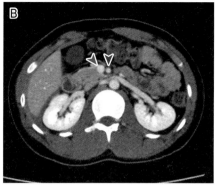

図2 正常の腹部造影CT
A）上腸間膜動脈分岐部レベル，B）上腸間膜動脈中程レベル.

2 "知っておきたい" 正常画像解剖

正常の場合，造影CTでは上腸間膜動脈の描出は良好で，明らかな造影欠損はみられません（図2A ➡）.

また，上腸間膜静脈（図2B ➤）は上腸間膜動脈（図2B ➤）と比較し，径が太く描出されます.

3 "見逃してはいけない" 画像の読影ポイント

1）上腸間膜動脈閉塞症の分類

上腸間膜動脈閉塞症は急性腹症の約1％を占めるといわれ[1]，**上腸間膜動脈血栓症**（動脈硬化による上腸間膜動脈本幹や腹部大動脈の上腸間膜動脈起始部の狭窄部に血栓が形成される）と**上腸間膜動脈塞栓症**（心房細動などにより形成された血栓が上腸間膜動脈に迷入する）に大別されます．どちらも上腸間膜動脈の高度な血流低下によって腸間膜や消化管の虚血を引き起こし，この病態は実際の臨床では厳密な区別が困難なこともあります．ちなみに本邦では，上腸間膜動脈塞栓症の方が多いといわれています.

本疾患は腸管虚血から壊死をきたし，死亡率は40 〜 80 ％におよぶといわれており[2〜4]，数時間のマネジメントの遅れが致死的となるため，迅速な診断が必要不可欠です.

> **ここがポイント！**
>
> 上腸間膜動脈閉塞症 {
> ・上腸間膜動脈血栓症
> 　（動脈硬化による狭窄部に血栓が形成される）
> ・上腸間膜動脈塞栓症
> 　（心房細動などが原因で形成された血栓による閉塞）

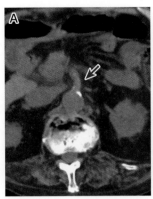
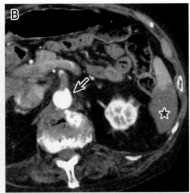

図3 症例：来院時腹部CT（図1を拡大して再掲）

A）単純CTでは上腸間膜動脈の起始部に淡い高吸収域が認められる（➡）．新鮮な血栓は高吸収に見えることがある．

B）単純CTに引き続き施行された造影CTでは単純CTの淡い高吸収域に一致する造影欠損域が認められ（➡），上腸間膜動脈閉塞症（塞栓症）と診断された．また脾臓にも造影欠損域がみられ，血栓に伴う脾梗塞と診断した（★）．

2）上腸間膜動脈閉塞症の画像診断

> **上腸間膜動脈閉塞症の画像所見（図3）**
> ① 上腸間膜動脈の造影効果の欠損や途絶
> ② 閉塞した動脈の支配領域となる腸管の造影不良
> ③ 腸管壁内ガス，門脈ガス
> ④ smaller SMV sign
> ⑤ 単純CTで上腸間膜動脈内に高吸収域（新鮮な血栓は高吸収に見える！）

　本疾患の画像診断には造影CTが最も有用とされています．具体的には，上腸間膜動脈の造影効果の欠損や途絶，閉塞した動脈の支配領域となる腸管の造影不良，腸管壁内ガス（腸管気腫）や門脈ガスといった異常所見が知られており，これらが確認できれば診断は容易です．しかしこの場合，すでに壊死が進行しています．特に**腸管壁内ガスや門脈ガス**といった所見がみられた段階では，**腸管壊死など不可逆の変化が生じています**．これらは予後不良のサインの1つですので，できるだけこれらが出現する前に迅速に診断することが求められます．

　また本疾患の患者さんは腎機能障害をもつ割合が高く，造影CTの施行を躊躇してしまうことで診断が遅れる場合もあります．単純CTでは上腸間膜静脈（superior mesenteric vein：SMV）の径が上腸間膜動脈（superior mesenteric artery：SMA）の径よりも小さい所見，いわゆる「smaller SMV sign」が知られていますが，これは脱水患者などにもしばしば認められる所見で特異度は低いです．さらに上腸間膜動脈内の急性期の血栓が単純CTで高吸収に（白く）みえることもありますが，動脈硬化により石灰化した動脈壁も高吸収となるため，しばしば評価が難しい場合があります．鑑別のポイントとして，過去のCT画像との比較が診断の一助となるため，**過去の画像があった場合は比較することが重要です**．

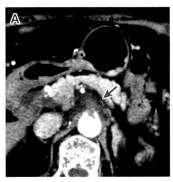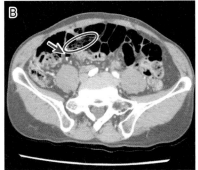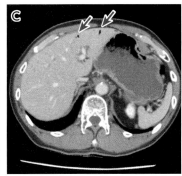

図4 上腸間膜動脈閉塞症（60歳代男性）の造影CT

前日より心窩部痛があり，経過観察していたが，急激な痛みの増悪がみられたため，救急搬送された．大動脈弁置換術後でワルファリン内服中であった．
A）上腸間膜動脈分岐部レベル．上腸間膜動脈の根部に血栓がみられる（➡）．
B）総腸骨動脈分岐部レベル．少量の腸管壁内ガス（◯）や腸間膜静脈内にガスが認められた（➡）．
C）肝臓レベル．肝内には門脈ガスも認められた（➡）．

4 Point！似た画像で理解を深めよう！

1）上腸間膜動脈の所見だけに目を奪われるな！

　図4の症例は，冒頭の症例と同様に，造影CTでは上腸間膜動脈の起始部に造影欠損域がみられます．この上腸間膜動脈の所見だけに目を奪われることなく，腸管や肝臓内もくまなく確認することが重要です．そうすれば，図3ではみられなかった腸管壁内ガスや門脈ガスが指摘できることがあります．

> **🔁 ここがピットフォール：上腸間膜動脈閉塞症の病歴聴取**
>
> 　上腸間膜動脈閉塞症に特異的な症状はなく，急激な腹痛，嘔気・嘔吐などの一般的な急性腹症の症状がみられます．1つの特徴としては，「突然の腹痛」で発症することが多いのですが，発症早期では腹痛の程度の割に腹部所見に乏しく，重篤な急性腹症の多くでみられる，いわゆる「腹膜刺激症状」がないことが知られています．この理由は，本疾患の初期像はあくまで腸間膜や消化管の「動脈血流の低下」であり，炎症が生じているわけではないため，通常，発症早期では腹膜に炎症が波及することはありえないからです．腸間膜や消化管が虚血・壊死などを起こして，ようやく腹膜への炎症波及がはじまるため，腹膜刺激症状がみられるのは発症から少し時間が経過してからのことが多いです．
>
> 　上腸間膜動脈塞栓症においては，血栓形成の源（塞栓源）の多くは心臓であり，心房細動の有無や脳梗塞などの塞栓症の既往歴は必ず確認することが重要です．そのほか不整脈をきたすような疾患である心筋症，心臓弁膜症，虚血性心疾患や甲状腺機能亢進症の有無，さらには飲酒歴，喫煙歴，脱水やストレスの有無の聴取も重要です．

2）上腸間膜動脈閉塞症に対するIVR

　上腸間膜動脈閉塞症に対する治療は，血栓除去による腸管虚血の改善と壊死した腸管の外科的切除が基本です．外科的な腸管切除術や血栓摘除術のほかに，虚血がみられる腸管が壊死に陥っていないと判断できる場合には経カテーテル的血栓吸引療法や血栓溶解療法

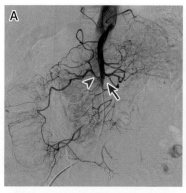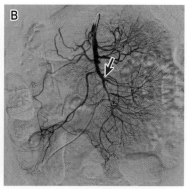

図5 上腸間膜動脈閉塞症に対する経カテーテル的血栓吸引療法

A) 冒頭の症例における上腸間膜動脈の血管造影像．右結腸動脈（▶）の分岐部
より末梢で上腸間膜動脈が途絶しており（➡），CTで認められた上腸間膜
動脈の起始部の血栓が同部に移動したものと考えられた．

B) 血栓吸引後の血管造影像．血栓吸引前には途絶していた上腸間膜動脈本幹が
描出された（➡）．

などの画像下治療（interventional radiology：IVR）が行われることがあります．また，上記の外科的治療と経カテーテル的治療を組み合わせて施行する場合もあります．

　経カテーテル的血栓吸引療法は，鼠径部に局所麻酔を加え，大口径のガイディングシースやガイディングカテーテルを上腸間膜動脈内の血栓部分まで進め，血栓を吸引して回収する方法です（図5）．経カテーテル的血栓溶解療法は，上腸間膜動脈内の血栓部分までカテーテルを進め，ウロキナーゼやヘパリンを動脈内に注入し，血栓の溶解を行う方法です．すぐに血栓が溶解できないこともあるため，そのような場合にはカテーテルを体内に残したままにして，数日間，持続的に動脈内に注入し続ける方法もあります．

おわりに

　上腸間膜動脈閉塞症の診断のポイントや治療（特にIVR）を解説しました．本疾患に特異的な症状はありませんが，まずは症状や病歴から本疾患を疑うことが重要です．そして，疑った場合には迅速に確定診断を行い，適切な治療に移行することが必要不可欠となります．

引用文献

1）勝又健次，他：急性上腸間膜動脈閉塞症症例の検討：診断，治療，予後について．日本腹部救急医学会雑誌，21：695-701，2001

2）Kassahun WT, et al：Unchanged high mortality rates from acute occlusive intestinal ischemia: six year review. Langenbecks Arch Surg, 393：163-171, 2008（PMID：18172675）

3）Nonthasoot B, et al：Acute mesenteric ischemia: still high mortality rate in the era of 24-hour availability of angiography. J Med Assoc Thai, 88 Suppl 4：S46-S50, 2005（PMID：16623001）

4）Acosta-Merida MA, et al：Identification of risk factors for perioperative mortality in acute mesenteric ischemia. World J Surg, 30：1579-1585, 2006（PMID：16865320）

参考文献・もっと学びたい人のために

1）「ここまでわかる急性腹症のCT 第3版」（荒木 力／著），メディカル・サイエンス・インターナショナル，2018
2）「救急医学 Vol.37 No.10 救急診療におけるCT・MRIとIVR」（中島康雄／編），へるす出版，2013

Profile

木下光博（Mitsuhiro Kinoshita）

徳島赤十字病院 放射線科
2006年香川大学卒業，気づけばもう卒後15年目となりました．IVR
をライフワークとしていますが，画像診断，特に腹部MRIも大好き
です．画像診断に加えてIVRができれば，自分が画像診断に難渋した
症例でも生検で診断をつけることができます．また今回の上腸間膜動
脈閉塞症のように診断のみでなく，治療までを担えることもありま
す．これがIVR専門医，放射線診断専門医の醍醐味です．

Book Information

胸部X線カゲヨミ

「異常陰影なし」と言い切るために

発行 羊土社

中島幹男／著

● 見逃さない読影手順を，やさしく，おもしろく，でも極めて実践的に解説！
● 読影に対する不安が自信に変わる15話

□ 定価3,960円(本体 3,600円＋税10％) □ B5判 □ 165頁 □ ISBN978-4-7581-1190-4

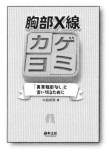

画像まとめ

　本特集に登場した「絶対に見逃してはいけない疾患」の画像を集めました．異常所見を見つけられるでしょうか？ 振り返りにぜひご活用ください．

● くも膜下出血（pp.780〜787）

　60歳代女性．数日前からの構音障害，歩行障害．脳梗塞疑いで救命センターに紹介．

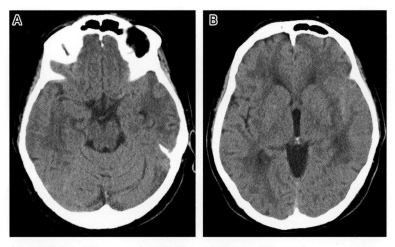

〔A）頭部単純CT中脳レベル，B）頭部単純CT大脳基底核・視床レベル〕

● 急性喉頭蓋炎（pp.788〜795）

3歳7カ月男児．発熱と咽頭痛で来院し，診察中に呼吸困難感を訴え，吸気時喘鳴を聴取．

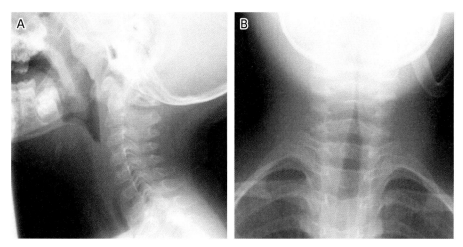

〔A）頸部気道単純X線写真 側面像，B）頸部気道単純X線写真 正面像〕

● 気胸（pp.796〜802）

10歳代女性．夕食後に突然の左胸痛を自覚．軽度息苦しさもあり，救急車にて来院．

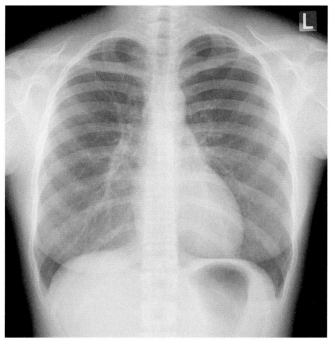

（胸部単純X線写真 立位正面像）

大動脈解離（pp.803～810）

90歳代女性．突然発症の激しい胸痛で来院．

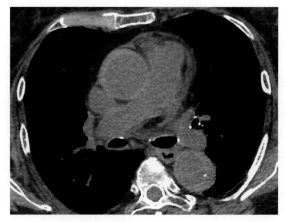

（単純CT）

大動脈瘤破裂（pp.811～818）

80歳代男性．腹部大動脈瘤の経過観察中であったが，4日前より腹痛発症．

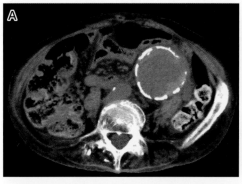 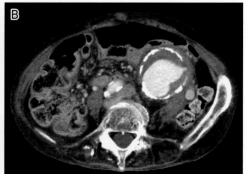

〔A）腹部単純CT，B）腹部造影CT（動脈優位相）〕

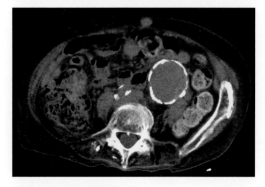

〔比較：4カ月前の腹部単純CT〕

肺塞栓症・深部静脈血栓症 (pp.819〜826)

・典型的な急性肺塞栓症・深部静脈血栓症

　　80歳代女性．他院で大腿骨近位部術後8日目．トイレから戻った後に突然の胸部不快感，低酸素血症を認め，肺塞栓症疑いで転院搬送．

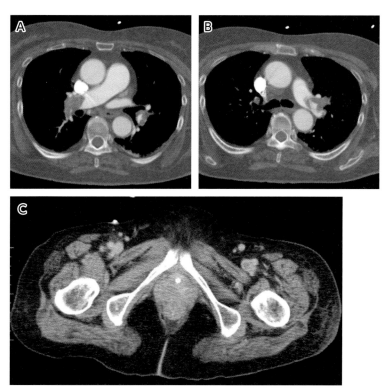

〔A）造影CT右肺動脈本幹レベル，B）造影CT左肺動脈本幹レベル，C）造影CT浅大腿静脈レベル〕

・単純CTで指摘可能な急性肺塞栓症

　　70歳代女性．乳がんの多発肺転移，脳転移．食思不振，倦怠感を主訴に外来を受診し，スクリーニング目的に単純CT施行．

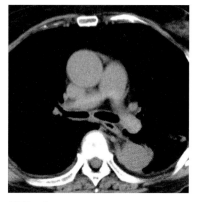

（単純CT）

門脈ガス (pp.827〜835)

80歳代女性. 前日からの腹痛と下血で来院.

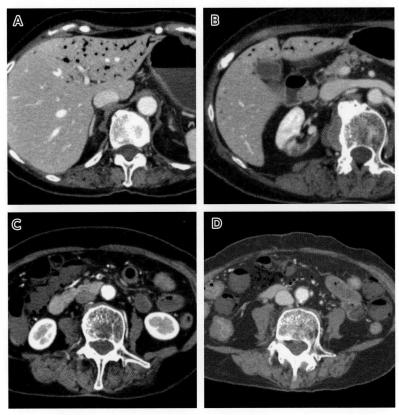

〔AからDの順に頭側からのスライス. A〜C）WW 350, WL 35, D）WW 500, WL 35〕

上腸間膜動脈閉塞症 (pp.836〜841)

80歳代男性. 排便後, 急激な心窩部痛を自覚したために救急搬送.

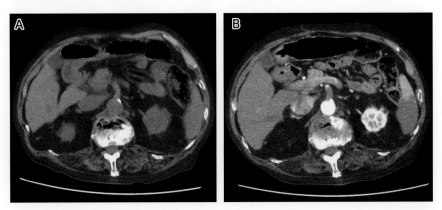

〔A）腹部単純CT, B）腹部造影CT（Aと同じレベル）〕

羊土社

➡ **本特集をご覧いただいた皆さまにウェビナーのご案内**

`レジデントノート ウェビナー`

絶対に見逃してはいけない
画像診断
〜異常所見に気づけるか？読影力を腕試し！

参加費無料 & Zoom開催

　今月号の特集はいかがでしたか．バッチリ理解できた方もまだ不安を抱えている方も，本当に読影力が身についたのか確かめてみたい！とお考えかと思います．

　この度，本特集をテーマにしたウェビナーの開催が決定しました！提示された画像について「異常所見はどこか？」「考えられる疾患名は何か？」などのクイズ形式で考えながら，ご自身の今の実力や読影のポイントをチェックできる内容です．また誌面の都合上，取り上げられなかった「絶対に見逃してはいけない画像所見」も特別にご解説いただきます．

　忙しい研修医の皆さまにピッタリな，短時間で実力アップにつながるウェビナーです．ぜひご参加ください．

日時 2021年 **6/29(火) 19：30〜20：15**予定（開場19：20）

講師 藪田　実 先生（聖路加国際病院 放射線科）

対象 初期研修医，専攻医
　　★画像診断でゾッとした経験がある方
　　★画像診断の腕試しをしたい方

配信方法 Zoom

参加費 無料

定員 200名（先着順）

主催 (株)羊土社

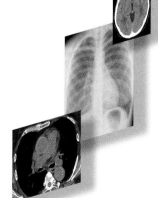

ウェビナーの詳細，参加申込はこちらから ➡

www.yodosha.co.jp/rnote/webinar/20210629.html

患者を診る　地域を診る　まるごと診る

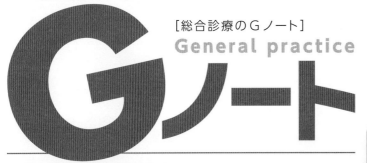

［総合診療のGノート］
General practice

Gノート

■ 隔月刊（偶数月1日発行）　■ B5判
■ 定価3,080円（本体 2,800円+税10%）
　※ 2019年発行号の価格は
　　定価2,750円（本体2,500円+税10%）となります

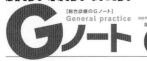

複雑な**多疾患併存患者に**
スムーズ&良質なケアを！
実践的な介入のコツを解説

2021年6月号 (Vol.8 No.4)

マルチモビディティ診療 パターン別アプローチ

重要なパターンの見極めで
効果的な個別化介入を！

編集／青木拓也

- 特集にあたって
- マルチモビディティにおけるパターンの意義とは？
- 優先的に介入すべきパターンを見極めるポイントとは？
- パターンを考慮した診療情報の整理の秘訣とは？
- 治療負担が大きいパターンへのアプローチ
- 患者複雑性をふまえたマルチモビディティ診療 〜あなたの腕の見せどころ
- 心不全パターンへのアプローチ
- 認知症パターンへのアプローチ
- 悪性疾患パターンへのアプローチ

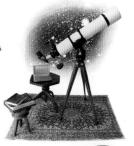

最新号

ウェブGノート

Gノートをウェブで大公開！
あなたのスマホ/PCからすぐ&手軽に読める
➡ www.yodosha.co.jp/webG/

〈最新情報はSNSでも発信しています!〉
 gnoteyodosha 　 **@Yodosha_GN** 　 **gnote_yodosha**

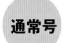

バックナンバーのご案内

通常号
- プライマリ・ケアや**地域医療**のための実践雑誌！
- **現場目線の具体的な解説**だから，かゆいところまで手が届く
- 忙しい日常診療のなかでも，**バランスよく知識をアップデート**

2021 年 4 月号 (Vol.8 No.3)

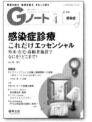

**感染症診療
これだけエッセンシャル**

外来・在宅・高齢者施設で
なにを？どこまで？

関 雅文／編

ISBN 978-4-7581-2353-2

2021 年 2 月号 (Vol.8 No.1)

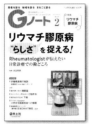

**リウマチ膠原病
"らしさ"を捉える！**

Rheumatologist が伝えたい
日常診療での勘どころ

吉田常恭／編

ISBN 978-4-7581-2351-8

2020 年 12 月号 (Vol.7 No.8)

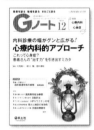

内科診療の幅がグンと広がる！
心療内科的アプローチ

これって心身症？
患者さんの"治す力"を
引き出すミカタ

大武陽一，森川 暢，酒井清裕／編

ISBN 978-4-7581-2350-1

2020 年 10 月号 (Vol.7 No.7)

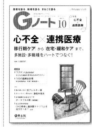

心不全 × 連携医療

移行期ケアから
在宅・緩和ケアまで、
多施設・多職種をハートでつなぐ！

大森崇史／編

ISBN 978-4-7581-2349-5

増刊
- 現場目線の解説をそのままに，1テーマまるごと・じっくり学べる1冊
- 年 2 冊発行 ■ B5判 ■ 定価5,280円(本体 4,800円+税10%)

2021 年 3 月増刊 (Vol.8 No.2)

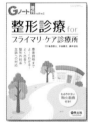

**整形診療 for
プライマリ・ケア診療所**

患者説明までよ～くわかる！
よく出会う整形外科系主訴への対応

海透優太，手島隆志，藤井達也／編

ISBN 978-4-7581-2352-5

2020 年 9 月増刊 (Vol.7 No.6)

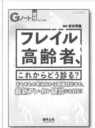

**フレイル高齢者、
これからどう診る？**

そもそもの考え方から
現場対応まで、
最新フレイル健診にも対応！

若林秀隆／編

ISBN 978-4-7581-2348-8

2020 年 3 月増刊 (Vol.7 No.2)

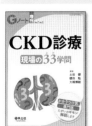

**CKD 診療
現場の 33(みみ)学問**

かかりつけ医、専門医たがいの
ギモン解説します

土谷 健，櫻田 勉，大橋博樹／編

ISBN 978-4-7581-2344-0

2019 年 9 月増刊 (Vol.6 No.6)

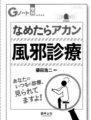

**なめたらアカン
風邪診療**

あなたのいつもの診療、
見られてますよ！

藤田浩二／編

ISBN 978-4-7581-2340-2

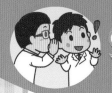

第52回　スマートウォッチのSpO₂は…信頼してよいものなの？

赤坂和美

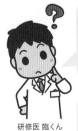

先生，ぼく，新しいスマートウォッチを購入したんですよ．SpO₂を測定する機能がついているようなのですが，あれって信頼に足るものなのでしょうか！？

研修医 臨くん

パルスオキシメータとスマートウォッチの測定原理は全く違うんだけれど，知ってるかな？　では，今回はそれらの原理と精度の話をしてみようか！

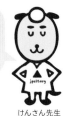

けんさん先生

解　説

● パルスオキシメータのSpO₂測定原理は？

　COVID-19の流行により，肺疾患の管理における酸素飽和度のモニタリングがますます重要な役割を果たし，注目されているね．モニタリング機器として代表的なのがパルスオキシメータ．実はパルスオキシメータは日本で開発されたんだよ．

　パルスオキシメータは，指尖部などの組織に赤色光と赤外光の2つの波長の光をあて，脈拍による透過光の変化で動脈成分を識別する[1]ことは知っているね．**酸化ヘモグロビン（O₂Hb）は赤色光をよく透過し，還元ヘモグロビン（RHb）は赤色光を吸収するため，各波長における吸光度の比から，O₂HbとRHbの比率を求めることで酸素飽和度を算出している**のだったよね．経皮的にパルスオキシメータを用いて測定した酸素飽和度はSpO₂と表記して，血液ガス分析装置などで測定した動脈血酸素飽和度（SaO₂）と区別しているね．波長のあて方には，指尖部や耳朶での測定で用いる透過型と，前額部での測定で用いる反射型があるよ．SpO₂測定に影響を及ぼす因子を表に示すね．

● スマートウォッチのSpO₂測定原理は？

　一方，Apple Watchなどのスマートウォッチでは脈拍に伴う動脈容積の変化を光学的に捉える光電容積脈波測定法（photoplethysmography：PPG）を利用しているんだ．**緑色・赤色のLEDと赤外線LEDを手首に照射，フォトダイオードがその反射光を受光し，アルゴリズムから血液の色を計算することにより血中酸素飽和度を推定している**ので，測定原理はパルスオキシメータとは大きく異なるんだ．

　測定する部位もパルスオキシメータとは異なり，手首だね．**Apple WatchをリリースしたApple社は，「SpO₂測定アプリは医療用ではなく，一般的なフィットネスとウェルネスの目的でのみ設計されている」と述べている**よ．Apple Watchに同じく搭載された心電図アプリ（単一誘導心電図測定機能）が，米国食品医薬品局（FDA）や医薬品医療機器総合機構（PMDA）に医

療機器として認可されているのとは事情が異なるんだ（もちろん，認可された心電図アプリにおいても，ホルター心電図や12誘導心電図と異なり，医学的判断の根拠として使用しない点に留意が必要だよ）．

酸素飽和度の遠隔モニタリング

現在の医療情勢からも，酸素飽和度の遠隔モニタリングの需要が高まっているよね．スマートフォン式光電容積脈波測定法（smartphone PPG）はスマートフォン本体に搭載されているカメラを受光器，LEDフラッシュ・ライトを発光源として利用する方式なのだけれど，それらの精度検証は満足いく結果であったとの報告もあるよ[2, 3]．ウェアラブル機器は今後も発展していく分野と思われる

表　SpO₂測定に影響を及ぼす因子

機序	因子
センサー装着の不良	プローブの動きによる誤差
	圧迫による脈波減少
ノイズの混入	体動
	外部光の回り込み
	電磁波
異常ヘモグロビン症	一酸化炭素ヘモグロビン
	メトヘモグロビン（遺伝性・亜硝酸薬などによる中毒性）
末梢循環障害	寒冷などによる末梢血管収縮
	低血圧
透過光強度の減弱	爪白癬やネイル，マニキュア
	インドシアニングリーン使用後
動脈血流の変動測定不良	血流阻害
	重症三尖弁閉鎖不全などによる大きな静脈波
循環による遅れ	耳朶と比べ手指で数秒，足趾はそれ以上遅延
	心不全による循環時間の延長

けれど，医療従事者として精度保証の視点も交えて正しい知識で向き合っていきたいね！

今月のTips!

スマートウォッチで測定するSpO₂はパルスオキシメータと測定原理が異なるものだよ．現時点で医療機器としては認可されていないので注意して取り扱ってね！

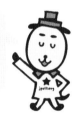

参考文献

1) 日本呼吸器学会：Q＆Aパルスオキシメーターハンドブック．2014
https://www.jrs.or.jp/uploads/uploads/files/guidelines/pulse-oximeter_medical.pdf

2) 松村健太，他：スマートフォン式光電容積脈波測定法 ―日常生活中における有効利用へ向けて―．「解説特集 日常生活の中の生体計測とその応用」，生体医工学，54：120-128，2016

3) Browne SH, et al：Smartphone Biosensor With App Meets FDA/ISO Standards for Clinical Pulse Oximetry and Can Be Reliably Used by a Wide Range of Patients. Chest, 159：724-732, 2021（PMID：32926871）

※日本臨床検査医学会では，新専門医制度における基本領域の1つである臨床検査専門医受験に関する相談を受け付けています．専攻医（後期研修医）としてのプログラム制はもちろん，一定の条件を満たすことができれば，非常勤医師や研究生としてカリキュラム制でも専門医受験資格を得ることが可能です．専攻した場合のキャリアプランならびに研修可能な施設について等，ご相談は以下の相談窓口までお気軽にどうぞ！！
日本臨床検査医学会 専門医相談・サポートセンター E-mail：support@jslm.org

※連載へのご意見，ご感想がございましたら，ぜひお寄せください！また，「普段検査でこんなことに困っている」「このコーナーでこんなことが読みたい」などのご要望も，お聞かせいただけましたら幸いです．rnote@yodosha.co.jp

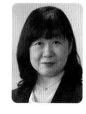

今月のけんさん先生は…
旭川医科大学病院 臨床検査・輸血部の赤坂和美でした！臨床検査専門医としてまだまだ学ぶことが多いですが，少しでも医療に貢献できるよう皆さんと一緒に頑張っていきたいと思います．シリーズ編集の五十嵐先生にアドバイスいただき，はじめて執筆させていただきました．

日本臨床検査医学会・専門医会 広報委員会：
五十嵐 岳，上蓑義典，江原佳史，尾崎 敬，木村 聡，久川 聡，高木潤子，田部陽子，千葉泰彦，常川勝彦，西川真子，増田亜希子，山本絢子

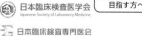

臨床検査専門医を目指す方へ

病棟コールの対応、おまかせください！

当直明けの振りかえりで力をつける！

当直中，突然やってくる病棟からのコール．
どんなときでも慌てずに，自信を持って対応するためのポイントをやさしく解説します．

藤野貴久
聖路加国際病院 内科

第4回 発熱に対応しよう②

はじめに

　前回（2021年6月号）は発熱へのアプローチの総論を学びました．今回はそれらの演習として，2症例をチーフレジデント（CR）と学びましょう．自分が初期研修医1年目の先生（J1）自身だと思って読んでみてくださいね．では早速，振り返りの場面を覗いてみましょう．

■ 当直明けのJ1が内科医局CR席へやってくる

J1：CR先生，お疲れさまです．昨日は発熱コールが多い日でした．

CR：お疲れさまです．今日は発熱が多いな，不眠が多いな，なんて当直はよくあるね．患者さんが申し合わせているんじゃないかと思うくらいにね！

J1：でも前回，CR先生と発熱へのアプローチの振り返りをしたばかりだったので，落ち着いて対応できたと思います．

CR：素晴らしい！ 研修医のころは，同期や先輩と自分を比較して焦りを感じることが多い時期だけど，1つ1つ着実に学んでいけば，今回のように成長を実感できるよ．慌てず頑張ろうね．

J1：ありがとうございます！ 今回は2症例を振り返らせてください．

症例1 78歳の男性．Alzheimer型認知症があり，4年前に脳梗塞を発症してADLは寝たきり，要介護5である．普段は施設入所中で，食事は介助でペースト食を摂取している．その他の既往歴には，2型糖尿病，高血圧，脂質異常症などがある．
入院2日前から活気不良となり，入院当日に訪問看護師がバイタルサイン測定をした際に38.2℃の発熱とSpO$_2$ 85％（室内気）の酸素化低下を認めたため，当院へ救急搬送された．精査の結果，右肺下葉の誤嚥性肺炎の診断で総合内科へ入院となった．入院時から酸素療法，および抗

菌薬としてアンピシリン・スルバクタム1回3g8時間ごとの投与を開始した．以後は徐々に解熱傾向となり，入院3日目には酸素療法を中止することができた．言語聴覚士の監督のもと，入院3日目から流動食を開始しており5〜6割程度摂取できていた．

入院7日目の就寝前のバイタルサイン測定で38.3℃の発熱を認めたため，内科当直コールとなった．その際のバイタルサインは以下の通り．

意識JCS I -3，体温38.3℃，血圧115/70 mmHg，脈拍数104回/分，整，呼吸数20回/分，SpO_2 97％（室内気）

■ 内科医局CR席にて

CR：J1先生はどのように考えて，どうアプローチをしたかな？

J1：さっとABCとqSOFAを評価しました．いずれも問題ありませんでした．次に感染症か非感染症かを軸に診察と検査を行いました．

CR：この患者さんでは特にどんな感染症が考えられるかな？

J1：食事が開始となっているため，再度誤嚥性肺炎を合併した可能性はあると思います．また尿路感染症もありえます．抗菌薬投与で末梢静脈路を入院時から使用しているので，カテーテル関連の感染症も鑑別にあがります．皮膚軟部組織感染症もあるかもしれないので，褥瘡の有無に特に注目したいです．

CR：素晴らしい！非感染症ではどうだろうか？

J1：前回勉強した6Dのなかでは，CD感染症は抗菌薬使用歴があり鑑別にあがります．ほかには絶食期間があったので胆嚢炎も評価したいです．あとは，もともとADLが寝たきりなのでDVTも可能性はあると思います．

CR：そうだね．では症例1のその後の対応を見ていこうか．

症例1 病歴聴取・カルテレビュー：抗菌薬はアンピシリン・スルバクタムを継続中で，当直コールのあった入院7日目で終了の予定であった．入院時の痰培養は口腔内細菌叢のみが検出され，血液培養や尿培養は陰性．下痢なし．抗菌薬と輸液以外に新規薬剤投与はなし．DVT予防は中圧の弾性ストッキングのみ．入院後に新規の皮膚トラブルはなし．

身体診察：眼瞼結膜に蒼白なし，眼球結膜に黄染なし，副鼻腔の叩打痛なし，口腔内に異常なし，舌は湿潤，呼吸音に左右差はなく，ラ音なし，心音整，過剰心音なし，心雑音はなし，腹部平坦，軟，蠕動音は良好，圧痛なし，Murphy徴候は陰性，CVA叩打痛なし，脊柱叩打痛なし，下腿浮腫なし，左膝関節に腫脹と熱感あり，膝蓋跳動あり，押すと顔をしかめて手で振り払おうとする．左前腕の末梢カテーテル刺入部位に炎症徴候なし．

血液検査：WBC 10,800/μL，RBC 380万/μL，Hb 10.2 g/dL，MCV 83.5 fL，PLT 18万/μL，ALB 3.4 g/dL，BUN 22 mg/dL，Cr 0.95 mg/dL，T-Bil 0.1 mg/dL，ALP 333 U/L，AST 24 mg/dL，ALT 21 mg/dL，γ-GTP 35 U/L，CK 18 U/L，Na 137 mEq/L，K 4.0 mEq/L，Cl 98 mEq/L，CRP 9.8 mg/dL.

尿検査：黄色透明，潜血反応（－），蛋白（－），白血球エステラーゼ反応（－），亜硝酸塩（－），

ウロビリノーゲン（−）.

胸部X線写真：ポータブル写真，A–P像，骨軟部陰影に異常なし，右下肺野に浸潤影があるも入院時から改善傾向で，新規の陰影はなし.

左膝関節X線写真：関節裂隙に線状の石灰化あり.

偽痛風（CPPD）

　症例1は左膝関節の単関節炎以外に熱源がないことから偽痛風〔ピロリン酸Ca結晶沈着症（calcium pyrophosphatedehydrate deposition disease：CPPD）〕が疑われます．偽痛風はピロリン酸Ca結晶が関節に沈着する疾患です．結晶が沈着して急性炎症を起こすと，さながら痛風発作のような関節炎を発症します．痛風発作との違いは，膝，手，肩，足などの比較的大きな関節に発症しやすいこと，50〜60歳以下での発症は稀で，ほとんどが高齢者であることなどがあげられます．**危険因子として，加齢，安静，外傷，術後などがあり，入院中に発症しやすい疾患です.**

　ステロイドの関節注射やNSAIDs内服などの抗炎症治療で改善します．NSAIDsが使用しにくい状況であればステロイド全身投与も考慮します．ただ，関節穿刺を行い関節液を抜くだけでも症状がかなり改善することが多く，ステロイドの関節注射は慣れていない場合は行わないこともあります．また比較的若い年齢で偽痛風となった場合には，家族性，副甲状腺機能亢進症，ヘモクロマトーシスなどが背景にある場合もあるので精査した方がよいでしょう[1].

■ 内科医局CR席にて

CR：というわけで上級医とともに関節穿刺をしたんだね.

J1：はい！黄色で混濁した関節液が5 mLほど吸引できました．培養検査と生化学検査，細胞数検査を提出しています．夜間には結果が出なかったので，後日確認します！

CR：そうだね．しっかりと振り返っておこう．治療はどうしたかな？

J1：感染性の原因は否定しきれなかったので血液培養は採取し，抗菌薬を投与せずアセトアミノフェンで解熱としました．偽痛風の疑いとはなったのですが，それ自体で致命的になることはないので検査結果で偽痛風が確定すれば主治医チームに治療介入していただくようカルテ記載しています.

CR：発熱の対応で呼ばれた場合には可能な限り血液培養は採取しておくのがいいね．採取することによるデメリットよりも，採取しないことのデメリットの方がずっと大きいからね．偽痛風で致命的になることはほとんどないと考えていいよ．患者さんは高齢でもあり，NSAIDsを導入することもリスクだからね．ベネフィットとリスクを考慮したよい対応だと思うよ.

　症例1はその後，偏光顕微鏡で関節液内のピロリン酸Ca結晶が指摘され偽痛風の診断となり，ステロイドの関節注射と短期間のNSAIDs投与が開始されました.

症例2 52歳男性．急性骨髄性白血病の診断で血液内科へ寛解導入療法目的で入院中．
イダルビシンとシタラビンによる化学療法を開始していた．化学療法12日目の就寝前のバイタルサイン測定で37.8℃の発熱を認めたため，内科当直コールとなった．その際のバイタルサインは以下の通り．

意識清明，体温37.8℃，血圧125/65 mmHg，脈拍数100回/分，整，呼吸数18回/分，SpO2 98％（室内気）

■ 内科医局CR席にて

CR：がん患者さんの発熱対応は経験があるかな？

J1：実は初体験だったんです．病室に行ったところ，全身状態良好でバイタルサインもABC含めて安定していたのでゆっくりwork upしていこうと考えていました．

CR：それからどうした？

J1：はい，血液培養と血液検査，胸部X線写真などを評価して，上級医に連絡したのですが，すでにコールから30分程度経ってしまっていて．上級医から発熱性好中球減少症（febrile neutropenia：FN）のwork upや抗菌薬をいち早く投与しなければならないことを教えていただきました．

CR：そうだね．幸い，1時間以内に抗菌薬が投与できたみたいだけど，さらに遅れると患者さんの予後を悪くしてしまいかねないからね．他院ではFNのときはオンコールの先生方が直接対応することも多いけど，当院では勉強もかねて研修医の先生たちにwork upしてもらっているね．次のFN対応の機会に慌てなくてもいいように，FNに関して簡単に復習しようか！

抗菌薬投与までの時間が予後に直結する感染症たち

病棟対応は度外視して，**認知した瞬間に血液培養を採取して可及的すみやかに抗菌薬を投与すべき感染症**がいくつか存在します．今回は代表的な3つの感染症を覚えておいてください．それは，**敗血症，細菌性髄膜炎，発熱性好中球減少症**です．

● 敗血症

言わずもがなですが，敗血症を認知したら1時間以内に抗菌薬投与を行わなければなりません．遅れれば遅れるほど死亡率が上昇します[2, 3]．

敗血症はあまりにも有名な病態なので，慣れている研修医の先生方も多いでしょう．

● 細菌性髄膜炎

皆さんご存じの細菌性髄膜炎は，抗菌薬の投与が遅れることで死亡率や合併症率が上昇します[4, 5]．初期研修中によく出くわすのは，まず診断のためにと腰椎穿刺を行おうとして上級医

に指導される場面ですね．細菌性髄膜炎を疑ったら，まず血液培養を採取して抗菌薬＋ステロイドを投与，その後に頭蓋内圧評価→腰椎穿刺と進めましょう．

● 発熱性好中球減少症（FN）

これは後述します．

化学療法を行う病棟の発熱対応ではFNにご用心！

上記3つの感染症のうち，病棟対応で出くわすのは敗血症かFNでしょう．細菌性髄膜炎は脳神経外科の術後や髄膜炎菌の流行などを除いて，院内発症することは非常に稀です．

敗血症は今後の連載で扱うこととして，今回はFN対応の原則と，注意点を解説します．もちろん今回の誌面だけではFNは語りつくせませんが，少しでも慣れて，患者さんの予後を悪化させないような対応ができるようになりましょう．

● FN対応の実際

まず表1に定義を，図に対応をまとめました．定義に関しては検温方法において欧米と日本で違いがあるのですが，日本では腋窩での検温が一般的であるため日本臨床腫瘍学会の定義[6]を利用して差し支えありません．

表1 ● FNの定義（日本臨床腫瘍学会）

発熱の定義	腋窩温 37.5℃以上（口腔内温 38℃以上） ＊全米総合がんセンターネットワーク（NCCN）や米国感染症学会（IDSA）など海外では口腔内38.3℃以上，または38℃が継続する場合とされ，腋窩での検温は推奨されていない
好中球数の定義	好中球数が500/μL 未満，あるいは1,000/μL 未満で48時間以内に 500/μL 未満に減少すると予測される状態

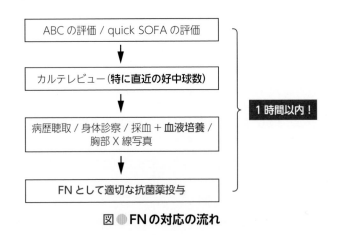

図 ● FNの対応の流れ

　初学者で悩みやすいPointは，「発熱時点では好中球数が500/μLを下回っていないが，48時間以内に下回るかどうか判断が難しい」といった場合です．安心してください，その場合はFNとして対応しましょう．**好中球数の動きがわからない場合はFNとして対応することが患者さんのOutcomeを悪くしない最善策だと思います．**FNでなければ後日抗菌薬を変更あるいは中止すればよいだけですので．

　さて，次にFN対応で最も重要な点は「**迅速に，適切な抗菌薬を投与すること**」です．これは詳しく見ていきましょう．

● 迅速性

　FN患者の発熱を覚知したら，少なくとも1時間以内には抗菌薬投与ができるようにwork upを行います．時間が遅れれば遅れるほど予後は悪くなります[7]．30分以内に抗菌薬を投与した群の方が，31〜60分以内に投与した群より28日死亡率が低かったとする研究もあります[8]．FNというのはさながら，「味方戦力がいない状態で敵に攻め込まれる城」と同じような状態です．反撃のできない状態で攻め込まれたらひとたまりもありません．一刻も早く，武器となる抗菌薬で細菌を攻撃する必要があるのです．

● 適切な抗菌薬

　FNの対応が難しいな，と思う理由の1つに抗菌薬選択があります．しかし，FNの経験的抗菌薬治療はむしろ非常にシンプルで，**表2**にまとめた抗菌薬のなかから1つを選んで投与すればよいのです．**表2**の抗菌薬はすべてFNで保険適応がある薬剤です．保険収載されていない抗菌薬ではカルバペネム系のイミペネム・シラスタチンやセファロスポリン系のセフタジジムも日欧米のガイドラインでは推奨されています．

　これらのうちで，特にこの抗菌薬が最もよいという研究結果はなく，同列です．ただメロペネムなどのカルバペネム系抗菌薬は耐性菌の出現リスクを考慮して重症例でのみ使用される傾向にあります．またセフタジジムは推奨グレードが落ちる傾向にあり，積極的な選択肢にはならないでしょう．よって多くの場合はセフェピムかタゾバクタム・ピペラシリンが選ばれることが多いと思います．特に，口腔内を含む消化管の感染巣が疑わしい場合には，偏性嫌気性菌のカバーができるタゾバクタム・ピペラシリンが選択されやすいです．

● カルテレビューとリスク評価

　原疾患は何で，化学療法は何を行っているのかをまず把握します．そして，化学療法をはじめて何日目なのかを知ることで，これから好中球がさらに減少するのか，それとも回復期にあるのかも判定できます．過去の培養歴も必ず確認して耐性菌の有無などを確認しましょう．

表2 ● FNの経験的抗菌薬治療

セフェピム	2 g　12時間ごと
タゾバクタム・ピペラシリン	4.5 g　6時間ごと
メロペネム	1 g　8時間ごと

FNにはリスク評価の方法がいくつかあります．最も有名なのが**MASCCスコア**（**表3**）です．このスコアは外来で治療が可能か，入院治療が必要かを判定するものです．今回は全米総合がんセンターネットワーク（NCCN）の提唱する，MASCCスコアを含むリスク評価を**表4**で紹介します．これらの項目に1つでもあてはまる場合には点滴治療が必要となります．ただ本連載のテーマである病棟当直対応では，前提が入院患者ですのでリスク評価に頭を悩ませる必要はありません．

● 病歴聴取・身体診察

FN患者では，好中球をはじめとした白血球全体が少ないので，症状の訴えや診察所見が少ないのが特徴です．肺炎での痰の増加，尿路感染症での腎の叩打痛や把握痛，腸管病変での下痢といった，感染症で引き起こされる炎症によって生じる症状が非常に少ないのです．このため，診察上は比較的元気に見えてしまい，油断しそうになることも研修医のうちはあるかもしれません．

ただ上記のようにFNは内科緊急疾患の1つです．元気なようにみえて，命の危険がすぐそこまで迫っているのです．油断せずに適切な対応をしましょう！ 逆に明らかに症状がある場合は，さらに病状が深刻な可能性があります．

表3 ● MASCC スコア

症状	なしまたは軽度	5
	中等度	3
血圧低下なし		5
慢性閉塞性肺疾患なし		4
固形腫瘍，または真菌感染症の既往のない血液疾患		4
脱水症状なし		3
外来患者		3
＜60歳		2

最大26点.
文献9より引用.

表4 ● FNの初期リスク評価

・MASCCスコア＜21点
・入院患者
・重症な合併症，またはバイタルサイン不安定
・同種造血幹細胞移植を受けている患者
・重症の好中球減少患者（好中球数 ≦100/μL が7日以上）
・肝不全
・腎不全
・がんのコントロールがついていない
・肺炎などの重症感染症がある
・アレムツズマブ使用患者
・CTCAE grade 3〜4の粘膜障害

上記に1つでもあてはまる場合は高リスク.
文献10より.

　注意点として，普段のfever work upで行う直腸診は控えましょう．化学療法中，特に骨髄抑制期は粘膜障害があり，容易に傷つくこと，血小板数が低く出血すると止まりにくいこと，などが理由です．臓器特異的な炎症が起こりにくいので前立腺の圧痛なども明瞭ではなく，危険性の割に得られる情報はわずかです．

● 血液検査／尿検査／胸部X線写真

　血液検査は血液培養とともに必ず評価しましょう．目的は3つです．

　1つ目は現在の白血球数の評価．夜間は血液像が出ない施設も多いでしょうが，以前の白血球数と比較することで現在の好中球数をある程度は予測可能です．

　2つ目は臓器障害の評価です．抗菌薬を適切な用量で投与するために腎機能と肝機能は評価しておいて損はないでしょう．

　3つ目は治療反応性としての炎症反応の評価です．C反応性タンパク（CRP）やプロカルシトニンはFNの診断には有用ではないという研究や成書が大多数ですが，その後の治療反応性をみるうえで有用とする研究は存在し，また実臨床でも助けられることが多いです[11]．特に症状や所見の出にくいFN患者であればなおさらです．

　なお感染症のフォーカス探しとしての血液検査や尿検査，胸部X線写真は所見があればラッキーくらいの気持ちです．白血球数が少ないなかで尿中白血球エステラーゼ反応は陽性となりにくく，胸部X線写真でも浸潤影は出にくいです．

● 培養検査

　非常に重要です．血液培養は必ず2セット以上は採取しましょう．化学療法中の患者さんであれば中心静脈カテーテルや末梢挿入型中心静脈カテーテル（PICC）が留置されている症例が多く，その場合はカテーテル関連血流感染症（catheter related blood stream infection：CRBSI）や中心静脈関連血流感染症（central line associated blood stream infection：CLABSI）を診断するために末梢穿刺で1セット，カテーテルから1セット（理想的にはすべてのルーメンから1セットずつ）を採取します．痰や尿の培養などもルーチンで提出してよいですが，それぞれの臓器症状がないと陽性率は非常に低いです．また下痢がある場合には，*Clostridioides difficile*トキシンを評価しましょう．

● 治療期間

　当直対応としては治療期間を考える必要性は乏しいですが，勉強のためにここで簡単に触れます．まず大切な前提として，**FNとは病態名であり診断名ではありません**．「好中球が少ないから，すぐに重症化する可能性の高い発熱だよ」ということを注意喚起する病態名なのです．よって診断名はFNの原因によって変わります．肺炎によるFN，尿路感染症によるFN，α溶血性レンサ球菌菌血症によるFNなどが正確な表現だと考えています．FNの対応に少し慣れた研修医や若手の先生方は，FNと聞くと思考停止して熱源探しを怠る傾向にありますので注意が必要です．

　同様に，治療期間は診断名次第ということになります．複雑性尿路感染症ならば10〜14日間，菌血症なら2週間などなど，診断名に応じた治療期間を決めます．

一方で診断名がわからず，FNという病態名のみが置き去りになることがあります．その場合は，どうしたらよいでしょうか．まずバイタルサインの改善が最低条件です．発熱が改善しないことには抗菌薬を中止することはできません．次に，FNがFNでなくなるためには好中球数の改善が必須であり，好中球数が500/μL以上に回復すれば抗菌薬を終了可能です．残念ながら好中球数が回復しない場合には抗菌薬を継続するか，または7日間の継続後，予防的抗菌薬投与（多くはレボフロキサシン内服）に変更する方法も考えられます．

　もう一度くり返しますが，FNとは診断名ではなく病態名です．くれぐれも忘れないようにしましょう！

症例2

病歴聴取・カルテレビュー：過去の培養歴はなく，予防的抗菌薬としてレボフロキサシン500 mg/日が投与されていた．直近の採血検査では好中球数200/μLであった．

身体診察：眼瞼結膜の蒼白を認めるが，そのほか感染症のフォーカスとなるような所見なし．粘膜炎は口腔内にgrade1程度あり，肛門周囲に炎症徴候なし，右上腕に留置されているPICC周囲に炎症徴候なし

血液検査：WBC 300/μL，Hb 7.2 g/dL，PLT 3.2万/μL，腎機能と肝胆道系酵素に異常なし，CRP 4.56 mg/dL

尿検査：黄色透明，潜血反応（－），蛋白（－），白血球エステラーゼ反応（－），亜硝酸塩（－）

胸部X線写真：ポータブル写真で明らかな浸潤影なし

フォーカス不明のFNとして，血液培養を2セット（末梢穿刺で1セット，PICCから1セット）と尿培養を採取してセフェピム1回2 g 12時間ごとを開始した．予防的抗菌薬のレボフロキサシンは中止した．

■ 内科医局CR席にて

CR：とても適切な対応だったね．

J1：ありがとうございます！ 上級医に教えていただきながらでした．患者さんの全身状態はよかったので，FNの勉強をしっかりしておかないと油断してしまいそうです．

CR：そうだね，全身状態の評価は常に大切で重きをおくべきだけど，FNという前提があれば別問題．重症患者として対応したいね．

J1：CR先生の「FNは診断名ではなく病態名だ！」というのが印象的です．今までそのように考えたことはなかったので．診断名を探すために丁寧な病歴聴取と診察を心がけます！

今回の振り返り

偽痛風とFNの症例を経験しました．いずれも病棟で出くわす非常にコモンな内容です．しっかりと基本をマスターして，考えながら動けるようにしておきましょう．特にFNは重症な病態ですので，抗菌薬投与までは迅速に終わらせるようにくり返し復習しておきましょう．くれぐれもFNで2つの思考停止（1つは勉強不足で対応がわからない，2つ目は慣れすぎて診断名探しを忘れる）をしないこと！です．

おわりに

これで発熱対応の解説はおしまいにします．2回にわたって，さまざまなバリエーションの症例を紹介しました．よく出会うのに，体系的に整理できていないコール内容のNo.1が発熱だと思います．発熱で思考停止に陥らないように，前回と今回の連載を通して病棟当直の思考回路を養ってください．

Column：assessment と plan

皆さんは普段，どのようなカルテを書いていますか．おそらく日々のカルテはSOAPシステム〔S：subjective（主観的情報），O：objective（客観的情報），A：assessment（評価），P：plan（計画）〕に従って書いているのではないでしょうか．今回のコラムではSOAPで書く場合に陥りやすいミスに関して書きます．

表題にある通り，SOAPのなかでもAとPの部分が書くのに最も時間がとられる部分ですね．短すぎて情報が少ないのも問題ですし，長く冗長で考えがまとまっていないのも問題です．経験を積むにつれて，洗練されたちょうどよい長さのassessmentができるようになってきます．そのために，研修医のうちから注意してほしいことがあります．それはassessmentとPlanの矛盾をなくすことです．例えば，血管内脱水があると評価しているのに張度の低い輸液を漫然と続けたり，反対にうっ血性心不全と考えているのに，利尿しながら細胞外液を継続していたり，といったカルテをよく見かけます．せっかくassessmentしたことがplanに活かされなければすべて無駄となってしまいます．planの内容はassessmentによってほぼ自動的に決まるものです．そのassessmentはSとOから導かれます．SOAPの順に考えればしっかりとした診療ができるように巧妙につくられたシステムなのです．自分のSOAPやそこから導かれる診療内容を振り返って，矛盾のない診療を心がけましょう．

\Take home message/

■Ⅰ 偽痛風は常に鑑別診断に入れておこう！

■Ⅱ FNは内科緊急事態！培養採取から抗菌薬投与まで迅速に！

■Ⅲ FNは病態名！ 診断名を探す努力を怠らない！

◆ 引用文献

1）Rosenthal AK & Ryan LM：Calcium Pyrophosphate Deposition Disease. N Engl J Med, 374：2575-2584, 2016（PMID：27355536）

2）Ferrer R, et al：Empiric antibiotic treatment reduces mortality in severe sepsis and septic shock from the first hour：results from a guideline-based performance improvement program. Crit Care Med, 42：1749-1755, 2014（PMID：24717459）

3）Liu VX, et al：The Timing of Early Antibiotics and Hospital Mortality in Sepsis. Am J Respir Crit Care Med, 196：856-863, 2017（PMID：28345952）

4）Bodilsen J, et al：Time to antibiotic therapy and outcome in bacterial meningitis：a Danish population-based cohort study. BMC Infect Dis, 16：392, 2016（PMID：27507415）

5）Auburtin M, et al：Detrimental role of delayed antibiotic administration and penicillin-nonsusceptible strains in adult intensive care unit patients with pneumococcal meningitis：the PNEUMOREA prospective multicenter study. Crit Care Med, 34：2758-2765, 2006（PMID：16915106）

6）「発熱性好中球減少症（FN）診療ガイドライン 改訂第2版」（日本臨床腫瘍学会/編），南江堂，2017
↑日本の唯一のガイドラインで，日本の抗菌薬事情に即した記載もあり必読！

7）Flowers CR, et al：Antimicrobial prophylaxis and outpatient management of fever and neutropenia in adults treated for malignancy：American Society of Clinical Oncology clinical practice guideline. J Clin Oncol, 31：794-810, 2013（PMID：23319691）

8）Rosa RG & Goldani LZ：Cohort study of the impact of time to antibiotic administration on mortality in patients with febrile neutropenia. Antimicrob Agents Chemother, 58：3799-3803, 2014（PMID：24752269）

9）Klastersky J, et al：The Multinational Association for Supportive Care in Cancer risk index：A multinational scoring system for identifying low-risk febrile neutropenic cancer patients. J Clin Oncol, 18：3038-3051, 2000（PMID：10944139）

10）Baden LR, et al：Prevention and Treatment of Cancer-Related Infections, Version 2.2016, NCCN Clinical Practice Guidelines in Oncology. J Natl Compr Canc Netw, 14：882-913, 2016（PMID：27407129）
↑腫瘍にかかわる人は必読のNCCNガイドライン！

11）Santolaya ME, et al：C-reactive protein：a valuable aid for the management of febrile children with cancer and neutropenia. Clin Infect Dis, 18：589-595, 1994（PMID：8038314）

◆ 参考文献

1）Taplitz RA, et al：Antimicrobial Prophylaxis for Adult Patients With Cancer-Related Immunosuppression：ASCO and IDSA Clinical Practice Guideline Update. J Clin Oncol, 36：3043-3054, 2018（PMID：30179565）

2）Taplitz RA, et al：Outpatient Management of Fever and Neutropenia in Adults Treated for Malignancy：American Society of Clinical Oncology and Infectious Diseases Society of America Clinical Practice Guideline Update. J Clin Oncol, 36：1443-1453, 2018（PMID：29461916）

3）Freifeld AG, et al：Clinical practice guideline for the use of antimicrobial agents in neutropenic patients with cancer：2010 update by the infectious diseases society of america. Clin Infect Dis, 52：e56-e93, 2011（PMID：21258094）
　　↑上記3つは米国のFN関連ガイドラインで，腫瘍にかかわる人は必読！

4）Klastersky J, et al：Management of febrile neutropaenia：ESMO Clinical Practice Guidelines. Ann Oncol, 27：v111-v118, 2016（PMID：27664247）
　　↑欧州臨床腫瘍学会の提唱するガイドライン．こちらも図表がまとまっており必読！

5）「On Call Principles and Protocols 6th Edition」（Marshall S & Ruedy J, eds），Elsevier, 2016

Profile

藤野貴久（Takahisa Fujino）
聖路加国際病院 血液内科
2016年　福岡大学卒，2017年度　ベストレジデント，2019年度　内科チーフレジデント，2020年度　ベストティーチャー．
自分が初期研修中は当直コールへの対応を体で覚えることで精いっぱいでしたが，現在では病態生理と組み合わせて，頭も体も同時にフル回転させることが重要であると痛感する日々です．この連載を通して，皆さんの臨床の手助けになれば幸いです．

Book Information

みんなで解決！病棟のギモン

発行　羊土社

研修医のリアルな質問に答えます

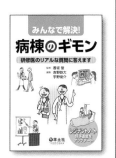

香坂　俊／監，吉野鉄大，宇野俊介／編

● 本誌大人気連載がパワーアップ！ 教科書にはない内科研修の身近な疑問を解決．
● 研修医と指導医の会話から，疑問の答えを自分で導き出すプロセスも学べる．

□ 定価4,290円（本体3,900円+税10%）　□ A5判　□ 368頁　□ ISBN 978-4-7581-1867-5

Book Information

画像所見から絞り込む！頭部画像診断 やさしくスッキリ教えます

山田　恵／編

☐ 定価5,060円(本体4,600円+税10%)　☐ B5判　☐ 295頁
☐ ISBN 978-4-7581-1188-1

● "画像診断はできれば誰かに任せたい"と思っていませんか？画像所見ごとの解説で，診断に至るまでの道筋が整理でき，苦手意識も払拭！
● 鑑別のフローチャートで素早く調べられ，いざというときすぐ役立つ！

救急・当直・外来で，見逃しなく適切な判断につなげられる！

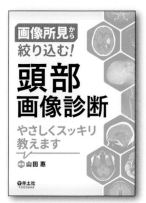

ケースでわかる リウマチ・膠原病診療ハンドブック
的確な診断と上手なフォローのための臨床パール

萩野　昇／編

☐ 定価6,270円(本体5,700円+税10%)　☐ A5判　☐ 544頁
☐ ISBN 978-4-7581-1890-3

疑うきっかけから，感度・特異度を意識した診察，分類基準にプラスアルファの視点，免疫抑制薬で治療中の注意点，フォローアップ中のred flagなど，エキスパートの思考を伝授．「ケース編」ではより実践的に学べます！

リウマチ・膠原病診療のバリエーションに強くなる！

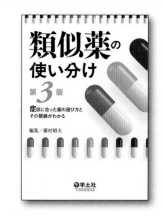

類似薬の使い分け 第3版
症状に合った薬の選び方とその根拠がわかる

藤村昭夫／編

☐ 定価4,180円(本体3,800円+税10%)　☐ A5判　☐ 360頁
☐ ISBN 978-4-7581-1889-7

● 類似薬を比較しながら，患者に応じた薬の使い分けが学べる！
● 関節リウマチ，高尿酸血症，脳梗塞など，新規項目追加でさらに充実！
● ガイドラインや最新のエビデンスも更新し，大幅アップデート！

好評書が改訂！疾患ごとに類似薬の特徴を比較して解説！

発行　羊土社 YODOSHA

〒101-0052　東京都千代田区神田小川町2-5-1　TEL 03(5282)1211　FAX 03(5282)1212
E-mail：eigyo@yodosha.co.jp
URL：www.yodosha.co.jp/

ご注文は最寄りの書店，または小社営業部まで

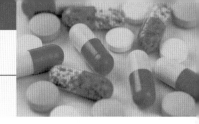

Alzheimer型認知症治療薬の正しい使い方

須田史朗（自治医科大学 精神医学講座・認知症疾患医療センター）

◆薬の使い方のポイント・注意点◆

- 軽症ではコリンエステラーゼ（ChE）阻害薬，中等症以上ではChE阻害薬，メマンチン，あるいは両者を併用する
- 治療薬の効果は認知症症状の軽減，進行抑制であり，効果がみられない場合は漫然投与しない
- ChE阻害薬使用の際は定期的に心電図検査をすることが望ましい

1．ADの病態

　Alzheimer型認知症（AD）は高齢者に好発する認知症の1病型であり，わが国の認知症患者のおよそ2/3を占める．ADの最大のリスク因子は加齢であり，特に80歳以上で有病率が急増する．世界トップクラスの超高齢社会であるわが国ではADが年々増加しつつある[1]．

　ADでは初期に側頭葉内側，海馬の萎縮が生じ，経過とともに脳全体が萎縮する（図1）．SPECT検査，FDG-PET検査では海馬・海馬傍回との連絡がある後部帯状回，楔前部の血流低下，糖代謝の低下が認められる[1]．ADの脳組織では，アミロイドβの斑状蓄積による老人斑，タウの線維状凝集体による神経原線維変化が形成される．アミロイドβの蓄積は認知機能障害の発症前から生じていることが指摘されている（図2）[1]．ただし，ADの診断には認知症の症状が存在すること，すなわち進行する認知機能低下とそれに伴う生活障害・遂行障害が認められることが必須であり，これらの画像所見やバイオマーカー所見のみで診断を行ってはならない．

2．薬の作用機序

　現在臨床で用いられているAD治療薬はコリンエステラーゼ（ChE）阻害作用をもつドネペジル，ガランタミン，リバスチグミン，そしてNMDA受容体拮抗作用をもつメマンチンの合計4剤である．ADの記憶障害は前脳基底部のマイネルト基底核から海馬に投射されるコリン作動性神経細胞の変性・脱落によると推測されている[2]．ChE阻害薬はアセチルコリ

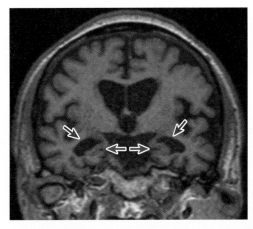

図1　ADのMRI画像
60歳代男性：両側側脳室下角の拡大（➡），両側海馬の顕著な萎縮（➡）が認められる．

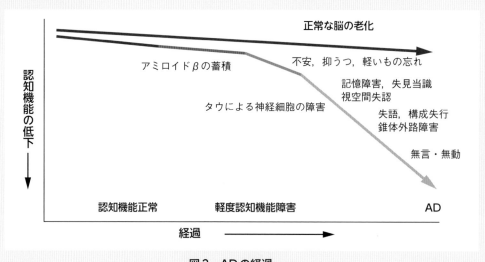

図2 ADの経過
文献1，2を参考に作成.

ンの分解を阻止して利用率を高め，AD患者の記憶力を改善，機能低下を数カ月にわたって遅らせる[1~3]．早期・軽度のADでは，アセチルコリンの標的であるアセチルコリン受容体が残存しているため有用性が高いが，疾患が進行すると標的受容体の減少が顕著となるため臨床効果は減弱する[2]．

　もう1つのAD治療薬の作用点であるNMDA受容体はグルタミン酸受容体の一種であり，記憶の形成やシナプス可塑性，グルタミン酸興奮毒性による神経細胞死に関与している．ADの脳では老人斑，神経原線維変化により，グルタミン酸が過剰に放出されていると考えられている[2]．過剰なグルタミン酸はシナプス伝達ノイズとなり正常なNMDA受容体の伝達を障害するとともにグルタミン酸興奮毒性を生じさせる．メマンチンは低親和性のNMDA受容体拮抗薬であり，過剰なグルタミン酸神経伝達を部分的に遮断することでNMDA受容体機能を改善する．また，グルタミン酸興奮毒性に拮抗し，神経保護作用をもたらすと考えられている[2]．メマンチンは通常，高親和性のNMDA受容体拮抗薬であるフェンサイクリジン（PCP）がもつ精神症状惹起作用は示さない．メマンチンの作用機序はChE阻害薬の作用機序と大きく異なっており，両者の相乗効果を得るために併用されることが多い[2,3]．

　これらの治療はあくまでも対症療法であり，疾患そのものを治癒させることはできない．より根本的な治療法として病初期に脳内アミロイドβを除去することを目的とする抗アミロイド抗体製剤の開発が進んでいる．

3．薬の種類（表）

　現在臨床で利用可能なアルツハイマー型認知症治療薬はコリンエステラーゼ（ChE）阻害薬3剤とNMDA受容体拮抗薬1剤の合計4剤である．商品名を併記しているが，現在はすべての薬剤に後発医薬品が併売されている．

1）コリンエステラーゼ（ChE）阻害薬

　アセチルコリンの分解を阻止して利用率を高め，AD患者の認知機能・日常生活動作（ADL）・行動障害を改善し，これらの認知症症状の進行抑制効果をもたらすことが報告されている．ChE阻害薬にはドネペジル，ガランタミン，リバスチグミンの3剤があるが，薬剤間の治療効果の明確な差はない[2,3]．ChE阻害薬は末梢のChEにも作用するため，これらの3剤に共通する副作用としてアセチルコリンの過剰による消化器症状（悪心嘔吐，下痢，食欲不振，消化管出血），副交感神経刺激作用による循環器症状（徐脈，失神，房室ブロック，QT延長）のリスクがある[3]．よって，**消化性潰瘍，洞不全症候群または伝導障害，虚血性心疾患の既往を有する患者に投与を行う場合は十分な観察を必要とする**．消化器

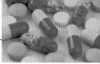
表　国内で利用可能なAD治療薬

	ドネペジル	ガランタミン	リバスチグミン	メマンチン
商品名	アリセプト®	レミニール®	リバスタッチ® イクセロン®パッチ	メマリー®
作用機序	AChE阻害	AChE阻害 nAChRアロステリック モジュレーター	AChE阻害 BuChE阻害	NMDA受容体阻害
半減期（時間）	89	8～9.4	3（貼付中は持続）	55～71
代謝	肝臓 （CYP3A4，CYP2D6）	肝臓 （CYP2D6，CYP3A4）	腎排泄	腎排泄
適応	軽度～高度のAD，レビー 小体型認知症	軽度～中等度のAD	軽度～中等度のAD	中等度～高度のAD ChE阻害薬と併用可
用量	1回3mg1日1回から開始，1～2週後に1回5mg1日1回に増量 高度のADでは1回5mg1日1回で4週以上継続後に1回10mg1日1回まで増量可	1回4mg1日2回から開始，4週後に1回8mg1日2回まで増量，8週以後1回12mg1日2回まで増量可	1回4.5mg1日1回から開始，4週ごとに4.5mgずつ増量，1回18mg1日1回で維持 状態により1回9mg1日1回から開始，4週後に18mgまで増量も可	1回5mg1日1回から開始，1週ごとに5mgずつ増量，1回20mg1日1回で維持 腎障害（CCr＜30mL/分）の場合は1回10mg1日1回で維持
副作用	悪心嘔吐，下痢，徐脈，失神，QT延長，心ブロック，肝障害，興奮	悪心嘔吐，下痢，QT延長，徐脈，失神，心ブロック，肝障害	悪心嘔吐，下痢，狭心症，徐脈，房室ブロック，失神，心ブロック，皮膚炎	傾眠，めまい，頭痛，便秘，痙攣，幻覚，激越

文献3を参考に作成.

症状については連用により忍容性が生じると考えられており，いずれの薬剤においても副作用軽減のため少量から開始し，数週間かけて治療量まで増量する[3].

① ドネペジル（アリセプト®）

可逆性の選択的アセチルコリンエステラーゼ（AChE）阻害薬であり，長時間作用型である．軽度～高度のADおよびレビー小体型認知症に適応がある．ドネペジルの消化器系副作用は多くが一過性であり，初期に低用量から投与することで副作用を軽減させることができる[2, 3]．錠剤のほか，ドライシロップやゼリーなどさまざまな剤形がある．

【用量・用法】
開始時1回3mg1日1回，1～2週後に1回5mg1日1回まで増量．高度ADの場合には1回5mg1日1回で4週以上継続後に1回10mg1日1回まで増量できる

② ガランタミン（レミニール®）

植物由来のアルカロイド系化合物であり，可逆性のAChE阻害作用とニコチン型アセチルコリン受容体（nAChR）アロステリックモジュレーター作用を併せもつ．適応は軽度～中等度までのADである．ガランタミンはドネペジルと比較してAChE阻害作用そのものは弱いが，nAChRのアセチルコリン結合部位とは別の部分に結合し，カルシウムチャネルを開口させることでアセチルコリンの作用を増強する（アロステリックモジュレーター作用）[2, 3]．

【用量・用法】
開始時1回4mg1日2回，4週後に1回8mg1日2回まで増量．効果不十分の場合には1回8mg1日2回で4週以上継続後に1回12mg1日2回まで増量できる

③ リバスチグミン
（リバスタッチ®，イクセロン®パッチ）

偽不可逆性のアセチルコリンエステラーゼ（AChE）阻害薬であり，ブチリルコリンエステラーゼ（BuChE）阻害作用を有している．偽不可逆性とは中止後も作用がしばらく継続することを意味する．BuChEはAChEと同様にアセチルコリンの分解に関与しており，脳内ではその多くはグリア細胞内に存在する．ADでは神経細胞の脱落によりグリオーシスが進行し，グリア細胞由来のBuChE活性が高まっていると考えられ，BuChEを阻害することでアセチ

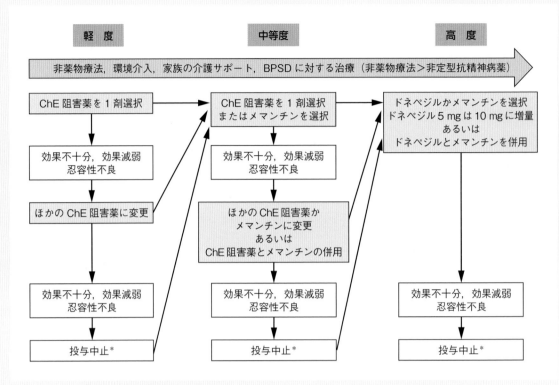

図3 ADの治療アルゴリズム
＊効果不十分の場合は漫然投与を避けるべきであるが，中止による急激な認知機能悪化に注意する．
文献1より改変して転載．

ルコリンの利用向上に寄与する[2]．経口投与では消化器症状が出現しやすいことが問題であったが，リバスチグミンの貼付製剤が開発されてから副作用の問題は大きく軽減されている．適応は軽度〜中等度までのADであり，本剤の添付文書にはQT延長の副作用の記載がない[2,3]．

【用量・用法】
開始時1回4.5 mg 1日1回，4週ごとに4.5 mgずつ増量，1回18 mg 1日1回で維持
状態により1回9 mg 1日1回から開始，4週後に18 mgまで増量も可

2）NMDA受容体拮抗薬
○メマンチン（メマリー®）
　メマンチンは中等度〜高度のADに適応があり，認知機能，ADLの改善効果が報告されている．行動・心理症状（behavioral and psychological symptoms of dementia：BPSD）への有用性を示す報告も

ある．主な副作用は傾眠，めまいであり，消化器系，循環器系の副作用はChE阻害薬と比較して少ない．軽度ADに対する効果は一定しない．ChE阻害薬に併用して用いられることが多い[2,3]．

【用量・用法】
開始時1回5 mg 1日1回，1週ごとに5 mgずつ増量，1回20 mg 1日1回で維持
腎障害（CCr＜30 mL／分）の場合は1回10 mg 1日1回で維持

4．薬の選び方・使い方（図3）
　ADに対する治療薬の効果は認知症症状の軽減，進行抑制であり，現状では治癒をめざすものではない．認知症が高度となれば，いずれ治療薬の効果は減弱する．**薬物療法は患者がよりよい生活を送れるためのサポートの一手段に過ぎないことに留意して治療を進める必要があり，忍容性不良，効果不十分，効果減弱の場合には漫然と投与すべきではない．**し

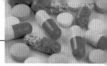

かし，状態の変化がないということは，薬物療法により悪化が抑制できていることの反映である可能性があるため，**中止による急激な悪化が生じることに注意する**．通常，ADの自然経過では長谷川式簡易知能評価スケール（HDS-R）やMini-Mental State Examination（MMSE）の得点が年に3点程度の割合で低下するため[1]，定期的に施行しておくと参考になる．

軽度のADではChE阻害薬が適応であり，利用可能な3剤に明確な効果の差はないため，薬剤の副作用プロファイル，投与回数，投与経路（経口か貼付か），増量プロトコールなどを参考に患者の意見を取り入れ決定する．また，副作用として循環器症状のリスクがあるため，投与の際には定期的に心電図検査を行うことが望ましい．中等度以上のADではChE阻害薬，メマンチン，あるいは両者の併用が適応となる．高度では適応のあるChE阻害薬はドネペジルのみである．BPSDに対しては非薬物療法が優先されるが，無効の場合は非定型抗精神病薬であるリス

ペリドン（1回0.5〜1 mg 1日1回），クエチアピン（1回12.5〜25 mg 1日1〜2回，糖尿病禁忌）などを少量用いることがある．これらの薬剤は保険適応外であり，長期投与は生命予後の悪化に関連するため一時的な使用に限定する[1]．

引用文献

1) 「認知症疾患診療ガイドライン2017」（日本神経学会/監，「認知症疾患診療ガイドライン」作成委員会/編），医学書院，2017
2) 「ストール精神薬理学エセンシャルズ 第4版」（Stahl SM/著，仙波純一，他/監訳），メディカル・サイエンス・インターナショナル，2015
3) 「今日の治療薬2021」（浦部晶夫，他/編），南江堂，2021

【著者プロフィール】
須田史朗（Shiro Suda）
自治医科大学 精神医学講座・認知症疾患医療センター

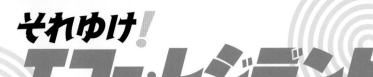

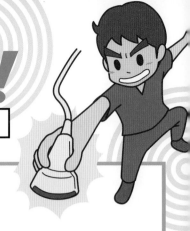

それゆけ！エコー・レジデント！
日常診療でのエコーの使いどころ

シリーズ編集／Point-of-Care 超音波研究会 広報委員会

第9回　ルートをとるのにもエコー？
～エコーガイド下末梢静脈穿刺～

石田　岳

POCUS（Point-of-care ultrasound）とは，場所を問わず診察医が行うことのできる超音波検査のことをさします．本連載では，臨床の最前線で使えるPOCUSの魅力を，研修医Aくん＝"エコー・レジデント"の経験するさまざまな症例を通してお届けします．

■ はじめに

本稿ではエコーガイド下での末梢静脈穿刺についてご紹介します．エコーガイド下末梢静脈穿刺は，エコーガイド下中心静脈穿刺と同じく，医師としてできることが今後当たり前になっていくであろう手技の一つです．今回は，これまでの連載を通してPOCUSについてますます燃えるようになった研修医Aくんに代わって，まだまだPOCUSに不慣れな研修医Mくんに，第2のエコー・レジデントをめざしてもらいたいと思います．

■ プロローグ

夕暮れの医局の廊下．研修医Mが肩を落として歩いている．

上級医C「どうしたの？ M先生．元気なさそうだけど」

研修医M「それが…，最近，病棟のスタッフがよそよそしいんです」

上級医C「そうなんだ．何か心当たりがあるの？」

研修医M「いえ，急になんです．今週，突然みんな人が変わったみたいに．ルートとるの手伝うよって言っても，先生はお忙しいでしょうから，なんてみんな口を揃えて．でもA先生はルートとってるみたいなんです．僕だって，先週看護師さんがとれない難しいルート成功させたのに」

上級医C「お，やるねえ」

研修医M「大変だったんですから．たまたま病室行ったら，新人の看護師さんがうまくルートとれなくて，患者さんがイライラしてたから，手伝ってあげたんです．もう全然血管なくて．なかなかうまく入らなかったんですけど，結構看護師さん集まってきちゃったんで，もう最後は気合で．入ったときには拍手喝采でしたよ．なのに今週

になったらみんな手のひら返したみたいに」

上級医 C「ふーん．ちなみに M 先生，その患者さんのルートをとるのに何分くらいかかった？」

研修医 M「30 分くらいだったと思います．すごく難しい人でしたから」

上級医 C「どれどれ．（電子カルテを見ながら）この人？…ああ，ここ，看護記録見てごらん．M 先生がルートをとった日の準夜帯に，腫れちゃってルートをとり直してる」

研修医 M「ほんとだ．よくもう 1 本とれたなあ」

上級医 C「あのね先生，悪いけどこれはしょうがないよ．僕が看護師さんだったら，やっぱり先生にまたお願いしようとは思わないな」

研修医 M「え？ そんな．あんなにみんな喜んでくれたのに」

上級医 C「みんなが喜んだのは，先生すごいねって意味じゃない．ようやく次の業務に移れるっていう拍手喝采．それにほらごらん．次の日の看護記録．前腕の放散痛が出ている．2，3 日でよくなってるみたいだけど．すなわち医原性の末梢神経障害まで起こしてしまった可能性があるわけだね」

研修医 M「…そうだったんですね．でも，どうして A 先生は頼まれるんですかね？ 確かに勉強熱心だけど，そんなに器用なタイプには見えないんですけど」

上級医 C「それはエコーを使っているからじゃないかな」

研修医 M「エコー？ ルートとるのに？」

上級医 C「そ，エコー．ちなみに教えたのは僕♪ 先生も，エコーガイド下末梢静脈穿刺，勉強してみる？」

エコーガイド下末梢静脈穿刺の有用性

　現在，中心静脈カテーテルや PICC（peripherally inserted central catheter：末梢挿入式中心静脈カテーテル）の挿入がブラインドではなくエコーガイド下で行われるようになったのと同じく，末梢静脈穿刺についても，エコーガイド下で行う有用性が議論されるようになってきています．エコーガイド下末梢静脈穿刺は，**穿刺回数を減らし，医原性末梢神経障害等の合併症を減らすために有用**であると考えます．また，この技術の導入により，より**中枢での静脈穿刺を減少させる可能性があります**[1]．

上級医 C「まずは静脈と神経を実際にエコーで見てみよう．まずは採血でよく刺す場所，正中皮静脈から．見えるかな（図 1）？ 正中皮静脈のとなりに，神経が見えるだろう？ これは，筋皮神経の終枝の外側前腕皮神経．文字通り，前腕の外側の皮膚を支配してる」

研修医 M「ホントだ．すぐとなりですね．これじゃあちょっと針先がずれただけで，神経に針が当たってしまいますね．あれ，でも，正中皮静脈のとなりって，正中神経じゃないんですか？」

上級医 C「肘のレベルでは，正中神経はもっと内側にあるんだよ（図 2）」

研修医 M「こんなに内側なんですか？」

上級医 C「そう．だからこそ，静脈穿刺で正中神経を傷つけるのはもってのほかなんだ．正中神経に伴走しているのは上腕動脈．上腕動脈にカテーテルのシースを入れるときに

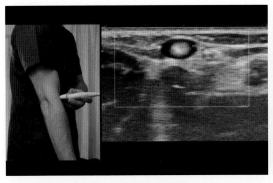
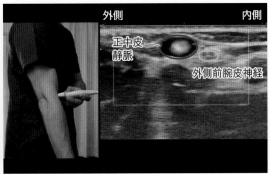

図1　正中皮静脈と外側前腕皮神経

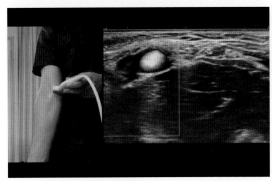
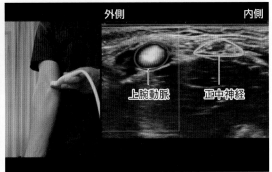

図2　正中神経と上腕動脈

　　　　　は十分注意しなきゃならない．少し上にプローブを動かしてっと（図3）」

研修医M「あ．神経が血管の真上に」

上級医C「怖いでしょ？あとはこの手首の部分．点滴するとき，ここの静脈使うことも結構多いんじゃないかな（図4）？」

研修医M「橈骨神経ですか？」

上級医C「そう，橈骨神経の浅枝．静脈の真下を通っているから，傷つける可能性が高い．ここでルートとるときも要注意だね」

研修医M「でも，こんな細い神経，ちゃんと見つけられるかな．自信ないですよ，僕」

上級医C「それでいいんだよ．エコーはあくまで補助ツール．100％合併症を防げるわけじゃない．大事なのは…」

● 末梢静脈穿刺で重要なこと

① 100％安全な場所はないという意識をもつ

② 患者が放散痛を訴えたら必ず穿刺部位を変更する

③ 静脈の中央を穿刺し，深く刺しすぎない

④ 穿刺回数を減らす←穿刺前によく観察して最良の静脈を見つける

⑤ そして穿刺のときにエコーを使う

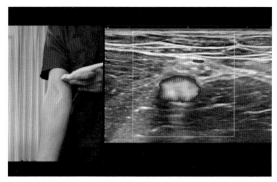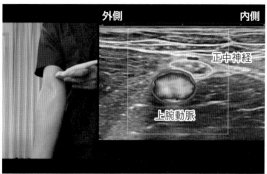

図3　正中神経と上腕動脈：正中神経が上腕動脈の上に乗り上げている

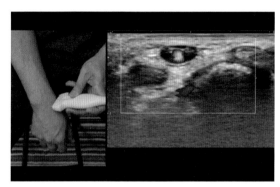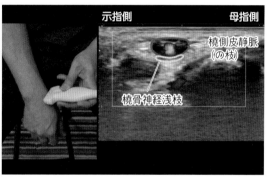

図4　橈骨神経浅枝と，橈側皮静脈の枝が重なっている

　　　皮静脈や皮神経の走行にはバリエーションがあり，いつも教科書どおりの場所に神経が走っているとは限りません．このため，きちんと患者を観察して，針先が神経に触っている可能性がないか常に観察することが大切です．

上級医C「それじゃあいよいよ，エコーガイド下末梢静脈穿刺，やってみようか」

研修医M「はい」

上級医C「まず，最良の静脈を探すこと．皮静脈の走行は人によって違うから（図5），そのことを考えながら静脈を探そう．なるべく真っ直ぐで，太い静脈がいいね．近くに弁がある場合は，そこを避けよう．これなんかどうかな（図6）？」

研修医M「ちょっと深くないですか？」

上級医C「**エコーガイド下で静脈穿刺するときは，少し深いほうが刺しやすい**んだ．僕は3 mmくらいを目安にしている．それ以上浅い静脈は，ブラインドで穿刺したほうが失敗しないことが多い．選んだ静脈が，末梢神経障害の好発部位じゃないか，静脈周囲に皮神経がないかどうか，よく確認しよう」

研修医M「神経が見えたら，場所を変えたほうがいいんでしょうか？

上級医C「可能ならね．もしそこしかいい静脈がなければ，注意して穿刺するしかない．いちばん大事なのは常に最良の静脈を選択すること．エコーで見えないからと言ってそ

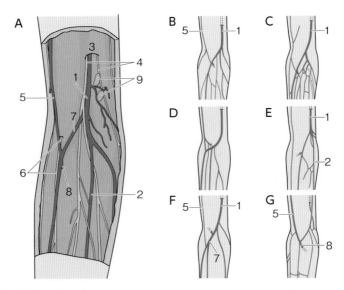

図5　皮静脈のバリエーション
A）右肘窩・皮下層，B～G）肘窩・皮（下）静脈の変異．
1：尺側皮静脈，2：前腕尺側皮静脈，3：尺側皮静脈裂，4：内側前腕皮神経の枝，5：橈側皮静脈，6：外側前
腕皮神経，7：正中皮静脈，8：深肘正中静脈，9：肘リンパ節
文献2より引用．

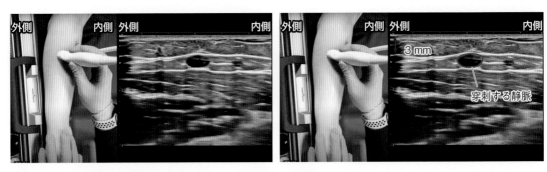

図6　前腕の皮静脈：体表からおよそ3 mmの深さに位置している

こに神経がないとは限らないしね」

研修医M「なるほど」

上級医C「静脈を輪切りにして，画面の真んなかにもってくる．そして十分に消毒してから穿刺するんだ．穿刺角度は，一般の静脈穿刺よりも深め，30°くらいを目安にするといいよ．静脈内に到達した針が見えるかい（**図7**）？ この画像が得られたら，静脈留置針内の逆血を確認して，プローブを自分から見て奥の方に進めるんだ」

研修医M「あ，せっかく見えてた針先が見えなくなっちゃいました（**図8**）」

上級医C「そう，それでいいんだ．そしたら針を静脈の走行にあわせてしっかり寝かせて，また少し進める」

研修医M「あ，また針先が見えてきた」

上級医C「あとはこのくり返し．プローブを進めて，針を進めて，プローブを進めて，針を進

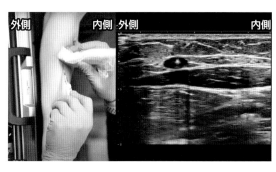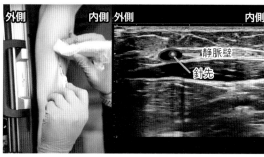

図7　静脈の中央に静脈留置針の針先が描出されている

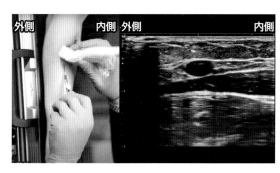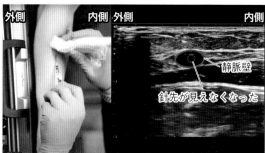

図8　図7から少し近位（術者から見て奥）にプローブを進めたところ．針先の像が消失している

める…dynamic needle tip positioning っていうんだよ（図9）[3]．ある程度の深さまで進んだら，あとは普通の静脈穿刺と同じ．内筒を少し引いて，外筒を一気に進める．そして最後に，長軸像を出してカテーテルが静脈の中に入っているのを確認したら，完璧（図10）．どう？意外と簡単だろう？」

研修医M「僕にもできそうな気がします」

上級医C「一番難しいのは，静脈を潰さないようにしながら，画面の真んなかに静脈が映るように，プローブを固定させること．あとは…」

● エコーガイド下末梢静脈穿刺の極意

① 針先が静脈壁を貫いていなくても，エコー上針先が静脈内にあるように見えることがあるので，必ず逆血の有無を確認する

② 針先が左右にずれてしまい，穿刺角度を変更するときは，頭のなかで想像している角度の2倍ほど，思い切って角度を変えるくらいがちょうどいい

③ 長軸でカテーテルの先端が確認できない場合は，短軸でカテーテル先端と思われる場所よりも少し遠くまでプローブを進め，5 mLほど輸液をボーラス投与する．カテーテルが正しく留置されていればボーラス投与時に静脈が拡張し，輸液に混入したマイクロバブルを観察することができる．カテーテル先端が血管外にあるときは，投与した輸液で血管周囲の結合組織が押し広げられる様子を観察できる

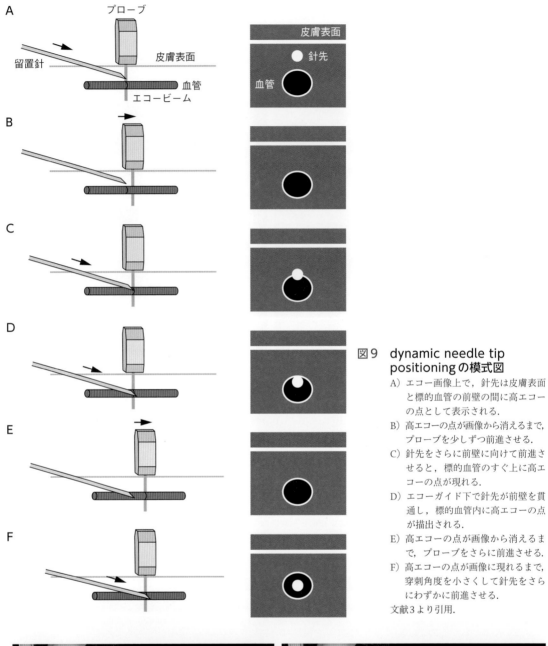

図9　dynamic needle tip positioning の模式図

A) エコー画像上で，針先は皮膚表面と標的血管の前壁の間に高エコーの点として表示される.
B) 高エコーの点が画像から消えるまで，プローブを少しずつ前進させる.
C) 針先をさらに前壁に向けて前進させると，標的血管のすぐ上に高エコーの点が現れる.
D) エコーガイド下で針先が前壁を貫通し，標的血管内に高エコーの点が描出される.
E) 高エコーの点が画像から消えるまで，プローブをさらに前進させる.
F) 高エコーの点が画像に現れるまで，穿刺角度を小さくして針先をさらにわずかに前進させる.
文献3より引用.

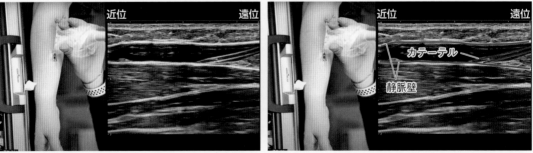

図10　長軸像：カテーテルが静脈内に留置されている

最後に，実際のエコーガイド下末梢静脈穿刺の動画を1本添付します（https:// youtu.be/IXqXm-miYUM）．もし皆さんの勤務先でエコーを使用できる機会があれば，ぜひエコーガイド下末梢静脈穿刺にチャレンジしてみてください．

上級医C「さ，あとは経験あるのみ．慣れれば確実にブラインドより成功率が上がる[4]からね」
研修医M「はい，頑張ります！」

■ エピローグ

後日，病棟にて．

上級医C「どうしたの？ A先生．久しぶりに見かけたと思ったら，ずいぶん元気なさそうだけど」
研修医A「先生に教えていただいたエコーガイド下末梢静脈穿刺，最近全然頼まれなくなっちゃったんですよね．おまけにエコーはいつも誰かが持ち出してるし．どうなってるんだろ．僕，何か看護師さんたち怒らせるようなことしたかなあ？」

引用文献

1 ）Galen B, et al：Reducing peripherally inserted central catheters and midline catheters by training nurses in ultrasound-guided peripheral intravenous catheter placement. BMJ Qual Saf, 29：245-249, 2020（PMID：31582569）
2 ）「分冊 解剖学アトラス I 運動器 第6版」（Platzer W/著，平田幸男/訳），文光堂，2011
3 ）Nakayama Y, et al：Ultrasound-guided peripheral vascular catheterization in pediatric patients: a narrative review. Crit Care, 24：592, 2020（PMID：32998762）
4 ）Stolz LA, et al：Ultrasound-guided peripheral venous access: a meta-analysis and systematic review. J Vasc Access, 16：321-326, 2015（PMID：25656255）

Profile

石田　岳（Takashi Ishida）
函館おおむら整形外科病院 麻酔科
これからエコーを学ぶ先生方のために，主に運動器分野のエコー解剖動画をYouTubeで配信しています．エコーで構造物を同定するときの参考にしてください．

（骨格筋）　（末梢神経）

Point-of-Care 超音波研究会とは

急性期診療やプライマリ・ケアでのエコーを主体とした，臨床応用および研究を進めるために発足した研究会です．対象は医師に限らず，研修医や看護師などPOCUSに興味をもっている医療関係者すべてで，会員の専門領域も多岐にわたります．「第11回 Point-of-Care 超音波研究会」は，2021年7月10日（土）〜11日（日）にWEBで開催する予定です．また，3月からPOCUS入門者向けのWEBセミナーシリーズも開始しました．ぜひご参加ください．

Book Information

僕らはまだ、臨床研究論文の本当の読み方を知らない

論文をどう読んでどう考えるか

後藤匡啓／著　長谷川耕平／監

□ 定価3,960円(本体3,600円+税10%)　□ A5判　□ 310頁
□ ISBN 978-4-7581-2373-0

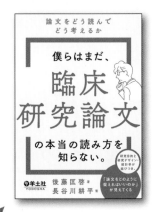

新刊

- いまいち何をやっているかわからない, どう解釈すればいいかわからない,
- そんな苦労をしている方へ. 何が書かれていて, どう捉えればいいかを,
- それこそタイトルページから最後の参考文献まで順を追って解説します

緊急増刷!　論文の解釈にいまいち自信がなかったらコレ

あの研修医はすごい!と思わせる症例プレゼン

ニーズに合わせた「伝わる」プレゼンテーション

松尾貴公, 水野 篤／著

□ 定価3,520円(本体3,200円+税10%)　□ A5判　□ 207頁
□ ISBN 978-4-7581-1850-7

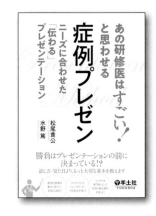

- 症例プレゼンは誰しも最初はうまくいかないもの. だけど, 相手・状況に応じた話す順番や内容など, 基本がわかっていれば, グッとよくなる!
- 聖路加チーフレジデント経験者の実力派指導医がタッグを組んでお届け!

本物のプレゼン力がつく! 臨床に出たら,まず読むべき1冊!

各科に本音を聞いた他科コンサルト実践マニュアル

適切なタイミング、事前に行う/行うべきでない検査・処置など、重要なポイントを解説

近刊

6月下旬
発行予定

佐藤弘明, 斎藤俊太郎／編

□ 定価4,840円(本体4,400円+税10%)　□ B5判　□ 約350頁
□ ISBN 978-4-7581-2375-4

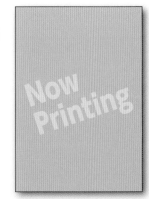

Now Printing

- すべての医師が持っている「コンサルトするとき/されるとき」のモヤモヤ・ストレスを, この1冊でまるごと解決できる!
- 主要21科の「コンサルト」のコツを解説した唯一無二の書籍が誕生.

「コンサルト」の悩みを21科分まるごと解決!

発行　**羊土社 YODOSHA**

〒101-0052　東京都千代田区神田小川町2-5-1　TEL 03(5282)1211　FAX 03(5282)1212
E-mail : eigyo@yodosha.co.jp
URL : www.yodosha.co.jp/

ご注文は最寄りの書店, または小社営業部まで

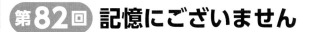

こんなにも面白い 医学の世界

へぇ そうなんだー

からだのトリビア教えます

中尾篤典
（岡山大学医学部 救命救急・災害医学）

第82回 記憶にございません

　2005年にイングランドで記憶喪失の男性が保護され，名前がわからなかったのですがピアノが上手であったことから「ピアノマン」と呼ばれて話題になったことがありました．後に記憶喪失は芝居であったともいわれていますが，一般的に記憶喪失と呼ばれるものの多くは詐病であるという説があります．私も自分で実際に一過性全健忘（Transient Global amnesia：TGA）を診るまでは，そんな都合がいい記憶喪失なんてないだろう，と思っていました．

　ある日，近くの病院で救急外来をしていますと，急に記憶がなくなったと言いはじめた50歳代の男性が，心配したご家族に連れられて受診されました．名前も生年月日も言えるのですが，朝からの記憶がなく，今ここにどうやって来たかわからず，さらには診察して頭部CT検査をしたのですが，その説明をしていると頭部CTを撮ったことさえ忘れていました．こんなことははじめてで，本人も記憶がなくなることに不安な様子でした．結局，この患者さんは血圧が200 mmHg以上に上がっていたことから高血圧との関連が推測されましたが，MRIや脳波検査などを行っても異常はなく，片頭痛や頭部外傷，てんかんの既往もないことから，TGAの診断基準を満たしました．失った記憶がよみがえることはありませんでしたが，翌日には全く正常に戻りました．TGAは海馬周囲のてんかん発作もしくは虚血によって起こることが多いとされていますが，この患者さんのTGAの原因はいまだに判然としません[1]．

　別の記憶喪失として，泥酔してさんざん暴れた人がきちんと自宅に戻り，翌日には全く覚えていない，といった話をよく聞きます．記憶には海馬にある2つの神経細胞間で起こる長期増強というプロセスが大切なのですが，ラットを使った実験で，長期増強に関与するNMDA受容体（N-メチル-D-アスパラギン酸受容体）の活動がアルコールによって半分まで低下することがわかりました[2]．アルコールで記憶をなくすことをBlackoutと呼ぶそうですが，これが起きやすい状況として，急激な血中アルコール濃度の上昇，胎児期のアルコール曝露，精神安定剤の併用などがあげられています[3]．興味深い研究では，オーストラリアで，一卵性と二卵性双生児でBlackoutに差があるかを調べたところ，飲酒の習慣なども考慮したうえで，Blackoutの半数以上は遺伝性であることを報告しています[4]．

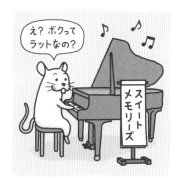

え？ボクってラットなの？

スイートメモリーズ

　今はCOVID-19の影響で落ち着いていますが，時間制限で飲み放題のお店が多くなっているためか，重症のアルコール中毒の搬送が増えたような印象があります．いずれにしても，記憶をなくしやすい状況をつくらないことが大切でしょう．

文 献

1)　Obara T, et al：Transient Global Amnesia in a Patient Presenting with Hypertensive Emergency; a Case Report. Arch Acad Emerg Med, 8：e66, 2020（PMID: 33134962）

2)　Tokuda K, et al：Ethanol enhances neurosteroidogenesis in hippocampal pyramidal neurons by paradoxical NMDA receptor activation. J Neurosci, 31：9905-9909, 2011（PMID：21734282）

3)　Lee H, et al：Alcohol-induced blackout. Int J Environ Res Public Health, 6：2783-2792, 2009（PMID：20049223）

4)　Nelson EC, et al：Genetic epidemiology of alcohol-induced blackouts. Arch Gen Psychiatry, 61：257-263, 2004（PMID：14993113）

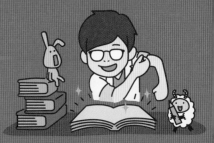

Dr.ヤンデルの勝手に索引作ります！

通読できるように作られた医学書の索引を、市原が勝手に作り直して遊びます。

市原　真

第9回
小児外来で勝手に索引！

小児科医宮本先生、ちょっと教えてください！
教科書には載っていない、小児外来のコツ・保護者への伝え方
宮本雄策／編著，
大橋博樹／編集協力

■ 定価3,960円（本体3,600円＋税10％）
■ A5判　■ 199頁
■ ISBN 978-4-7581-1831-6

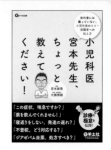

||| 今回のお題本 →

　少々メタな話をする．今回取り上げる教科書は，もともと，「小児科ジャンルの教科書を1冊は入れておきたい」という穴埋め的発想で選ばれた．研修医御用達のレジデントノートで連載をするからには，救急，内科，外科（手技含む），精神科，産婦人科，小児科，総合診療あたりは漏らさず取り上げないとだめだろう．ローテーションと一緒だ．

　ただし，私にとってワークを超えてもはやライフとも言える医書読みも，小児科ジャンルまではなかなか届かずにいた．盟友・堀向健太の『ほむほむ先生の小児アレルギー教室』[1] や，佐久医師会＋教えて！ドクタープロジェクトチームによる『マンガでわかる！子どもの病気・おうちケアはじめてBOOK』[2] あたりは愛読してきたけれど，これらはあくまで「一般向け書籍」である．レジデントに通読してほしい教科書としてこの企画で取り上げるのは違うかなあ，とも感じた（いずれも，医師が読んでも非常に役に立つ名著なのだけれど）．

　小児科の本にアテがない私は，本企画の担当編集者であるスーさん（あだ名）と，羊土社営業部のダイセン（あだ名）に泣きついた．「小児でいい本ありませんか，通読タイプで．」スーさんもダイセンも，いくつかの本をリストアップしてくださった．その多くは羊土社じゃなかった（笑）．企画内で自社の本を過剰に推してこないふたりに1,000いいねを進呈．

　そして私は，エクセルファイルの片隅にあった本が気になった．結局羊土社かよ，とツッコまれても仕方が無いが，偶然である．そこにはダイセンのメモが短く添えられていた．

> 「周辺のことにも触れているので，オススメ」

　周辺のこととはなんだろう．辺縁思考ということか？ 現象の差分を取って認識するという視覚理論のこと？ あるいは，医業ではない経営とか地域コミュニケーションの話が載っているとでも？ ダイセンが「周辺」と感じたことはいったいなんだろう．私は一気に興味をそそられ，本書を「お題本」に選ぶことにした．すなわち私はどこまでもメタな視点で本書にたどり着い

たのである．小児科であればよいし，ダイセンの言葉の意味がわかれば儲け物．不純な動機だったと言わざるを得ないし，「つまんなかったらまた別の本を読もう」とすら思っていた．

いざ読み始めたら……「あっ!!!」という間に読了した．息をも付かずの一気読みである．すっばらしい読書体験だった．穴埋め的発想なんて言ってごめんなさい．メタに選んじゃってごめんなさい．小児科という舞台……いや，道場で繰り広げられる，診療という名の武道を私は垣間見た．「エビデンスを選び取るってこういうことだよな」と，納得が臍下丹田にストンと落ちる．

今回の「勝手に索引」を見て頂こう．Webでは完全版を公開．QRコードからぜひアクセスしてみてほしい．本稿では，索引の一部を抜き出しながら解説する．

▼第9回 完全索引

市原のオリジナル索引①

読み	項目	サブ項目	掲載ページ
1カ月	「1カ月様子を見ましょう」とするのではなく，「1カ月後に○○ができていたら問題ありませんよ！」と言ってあげることが重要だ		117
4カ月	4カ月なのか5カ月なのかは大きな違い		116
5カ月	5カ月になる前に		116
5カ月	5カ月の時点で頸定を認めない児は，何らかの基礎疾患をもっている可能性がきわめて高い.		116

てっきり，小児科特有の診断方法や，小児科でしか習えない処置・手技のあれこれが書いてある「教科書」だとばかり思っていた．実際，けいれん，アレルギー，喘息，発達障害など，小児科の外来で遭遇する各種疾病の診断基準や治療方針などについてきちんと記載がある．しかしそれ以上に目立つのは，**「外来で患児と保護者を前にして，どのように立ち居振る舞うか」**の部分だ．そういえば表紙にもきちんと書いてあった．「教科書には載っていない，小児外来のコツ・保護者への伝え方」．

上でハイライトした「1カ月」という項目は，発達の遅れについての相談場面で登場する．子どもにおいてもっとも重要な発育・発達の見極め方は本書でくり返し語られるが，それが単なる「教科書的な数字の羅列」に終わらないのがミソ．頸定（頸のすわり）時期が生後4カ月か5カ月かでは大きく異なるという「事実」を記述するに留まらず，「保護者にはこのように説明すべきだろう」という具体的な「医術」が，実践の体温を乗せた言葉でしっかりと描き出されている．

実に私好みな「指南書」だ．惚れ込む．

市原のオリジナル索引②

読み	項目	サブ項目	掲載ページ
おかあさ	お母さん	——も洗顔したあとに化粧水をつけますよね！	52
		——が風邪やインフルエンザにかかってしまった場合	125
		——はだいぶ痩せてしまって	129
		——自身は何か食事制限をしていないか？	129
		——を叩いてはいけない！	145
おすすめ	お勧めは高級チョコレートアイスクリーム		86
おたがい	お互い合気の状態		91

小児科における説明は患児だけでなく保護者に対しても行う．だから索引を作っていくと，

「**お母さん**」の項目が輝きを増す．子どもと一緒に来院したお母さんがだいぶ痩せてしまっていることに気づけるのは，子どもを通じて親を定期的に観察することができるプライマリ・ケア医の特権だ，という指摘にハッとする．

　そうそう，言い忘れたが，本書では，小児科の医師が「家庭医になったばかりの若手医師（メイ子）」に語る形式で構成されている．ここがいい．これがうまい．ごく一般的な内科開業医にとっても小児診療スキルというのは役に立つのだなということが，肌感覚で伝わる．

🐰 市原のオリジナル索引③

読み	項目	サブ項目	掲載ページ
じゅしん	「受診勧奨してよいですか？」という相談は多い		154
じょうき	状況関連性発作		16
しょうに	「小児科医が診療していればこうならなかったかも」という誤解		184
しょうに	小児のけいれんの原因となる病態		15
しょうに	小児の神経診察		109
しょうら	将来的にてんかんを発症する児が複雑型熱性けいれんの病態で発症することが多い		18
しょくも	食物アレルギー緊急時対応マニュアル		47

　「いやいや……小児は小児科に任せようよ．たまにしかやってこない小児を診て，何かあったら責任取れないよ」という医療現場の風潮にも本書は優しく回答する．かぜ，喘息，便秘といったcommon diseaseや，校医・園医になるにあたっての注意点，さらに，けいれんや発達障害，不登校などの「小児科医が診療していれば……」と思いがちな専門領域まで，家庭医としてもやれることがあり，やらなければいけないこともあると堂々と記載されている本書は，「尊い」．

🐰 市原のオリジナル索引④

読み	項目	サブ項目	掲載ページ
それで	それで？		79
だいあっ	ダイアップ	——を投与するか考える	18
		「——のせい！」と決めつけることができない	19
		——はあくまでも今後のけいれん発症を予防する予防薬	22
ちいさな	小さな火事ならバケツで消えますが，山火事は消防車を呼ばないといけないですよね．		53

　熱性けいれんに対してジアゼパム坐剤（ダイアップ®）を投与するかしないかという話は本書の冒頭に登場する．象徴的というか，圧倒的なのでぜひ一読してほしい．以下，雑にあらすじ．

> ファミリークリニックを開業した若い医師・メイ子は，熱性けいれんの小児にダイアップの予防的二回投与を「しなかった」ために，後日，同じ地域にいる別の小児科医から揶揄されてしまう．「やっぱり子どもは小児科に見せた方がいいよ！」しかし，学生時代に小児科医・宮本先生の薫陶を受け，「複雑性けいれんでなければ予防の必要はない」と思っていたメイ子は，内心，納得が行かず……．

　ああ，リアルだなあ，ゴリッゴリの現場のナラティブ．もっとも，研修医向けの教科書というにはあまりにも「細部」であり，ダイセンの言うように「辺縁」でもあるようにも感じる．
　このような外来シーンでのエピソード1つ1つを丁寧にすくい上げた本書を，医書側にいる私やダイセンはつい「辺縁」と思ってしまいがちだ．しかし，「辺縁」とは言い方を変えれば私

たち医師にとっての「最前線」である．メルロ＝ポンティの言葉を借りるならば，「己の端緒が更新され続ける場所」とでも言うか．

　若い医師は，網羅的に疾病の名前を暗記し，各種ガイドラインのURLをiPadにぶち込み，先輩が自炊した研修医マニュアルをさりげなく受け継いで，辞書的な準備を増やし，自分の「中心」に知恵をため込んでいく．それでもいざ外来に飛び出れば，「たった一例」が「一期一会」となり，「些末なズレ」が「患者との違和」につながり，「他の診療との差分」に過ぎない部分こそが「貴重な体験」に思える．医療の辺縁とはすなわち，竹刀の剣先が触れあう場所．間合いの際である．神は辺縁に宿る．

🐰 市原のオリジナル索引⑤

読み	項目	サブ項目	掲載ページ
ほごしゃ	保護者	治療前から――に説明し，大体の経過の予測を話しておくと信頼が得やすい	57
		アトピーっぽいと感じるのは悪いことではありませんが，診断は根拠を示して――に伝えることが必要	59
		手元に急性増悪時の初期治療薬があると，どうしても頼りがちになる――が多い	71
		――によっては「通常の」の受け取り方がいろいろ	76
		メイ子自身が不安に思っているのであれば，――の説得なんて上手くいかないぜ．	83
		医師側の一方的な考えだけで処方しても，――には満足してもらえない．	91
		「排便が2日なかった場合は，その日の夜に浣腸をしてください」と説明している．	99

🐰 市原のオリジナル索引⑥

読み	項目	サブ項目	掲載ページ
ねつせい	熱性けいれん	――の回数とてんかんの発症率には関連がない	18
		「――をくり返しているので，てんかんの可能性を含めて脳波検査をしてください」という紹介状は間違い	31
		「――をくり返しており，専門的な立場から診察・説明をお願いします」という紹介状なら大歓迎	31

🐰 市原のオリジナル索引⑦

読み	項目	サブ項目	掲載ページ
がくせい	学生実習からやり直すか？		109
かぜのは	風邪の鼻症状へのT病院での処方ルール		90
かぞくの	家族の一員としてこどもを診る		186
かっきふ	活気不良や筋緊張低下・皮膚のツルゴール低下は，重度の脱水や重症な疾患の徴候の可能性があるので，直ちに小児科医へ紹介してくれ．		127
かわさき	川崎病などによる発熱の際にも咳や鼻汁を伴っていることもめずらしくない．		83
かんじゃ	「患者教育，吸入指導」に多くのページが割かれており		72

　保護者に対する細やかな説明．熱性けいれんに関する紹介状の繊細なニュアンス．専門医への紹介タイミング……．いずれも「辺縁」．私たちがフロントラインで獲得し，自らに積み上げて成長の糧とするもの．「経験知」そのもの．

＊　　＊　　＊

　本書はとてもいい本だ．ダイセン，やるなあ．Say hello to ヤギ岡 and メイ子．

🐰 市原のオリジナル索引⑧

読み	項目	サブ項目	掲載ページ
めいこ	メイ子	今ここで――がけいれんを起こせば	16
		俺と――はこんなに手の大きさが違うぜ.	55
		今日の――はだいぶ攻撃的だな…	61
		――自身が不安に思っているのであれば, 保護者の説得なんて上手くいかないぜ.	83
		今度私が内視鏡をやってあげますね！	94
		――が顔を見せに来てあげましたよ！	120
		そんなに注目していただいてありがとうございます	162
		やっぱり間合いが大事ですね.	173
		私のことがかわいいから	181
もしかし	もしかしたら？ と思ったら経過観察にしないこと		160
もしごか	もしご家族の不安が強いようならクリニック内で摂取してもらう		44
やぎおか	ヤギ岡	――の料理の知識に脱帽	40
		今日の――はちょっと感じが悪いな…	43
		今日の――も少し感じが悪いな…	57
		今日の――は感じがいいな…	66

◆ **文 献**

1）『ほむほむ先生の小児アレルギー教室』堀向健太／著，青鹿ユウ／画，丸善出版，2021
2）『マンガでわかる！子どもの病気・おうちケアはじめてBOOK』佐久医師会 教えて！ドクタープロジェクトチーム／著，江村康子／漫画・イラスト，KADOKAWA，2019

Profile

市原　真（Shin Ichihara）
JA北海道厚生連 札幌厚生病院病理診断科 主任部長

twitter ： @Dr_yandel
略　　歴： 2003年 北海道大学医学部卒業，2007年3月 北海道大学大学院医学研究科 分子細胞病理学博士課程修了・医学博士
所属学会： 日本病理学会（病理専門医，病理専門医研修指導医，学術評議員・社会への情報発信委員会委員），日本臨床細胞学会（細胞診専門医），日本臨床検査医学会（臨床検査管理医）

Book Information

医師免許取得後の
自分を輝かせる
働き方（キャリア）

15のキャリアストーリーからみえる、
しなやかな医師人生のヒント

園田　唯／編集

□ 定価2,750円(本体2,500円+税10%)　□ A5判　□ 304頁　□ ISBN 978-4-7581-1879-8

「医師＝臨床一筋なんでしょ？」
「結婚・出産はどうしよう」
「専門はこれ、なんて言い切れない」
「マッチング落ちた」

➡ 先輩医師が悩んできた道を
たどれば、自分なりのキャリアが
きっと見つかる！

本書の構成

●キャリアストーリー編
15人15色のキャリア

15名の先輩医師が自身の経験を語ります。
キャリアの具体的なイメージをつかむのに
参考となるお話が満載です。

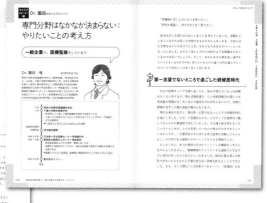

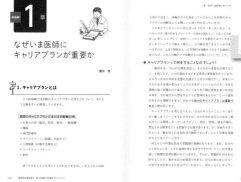

●総論編

これからの医師のキャリアについて、臨床・研究・
教育・第4の道の選択肢を中心に詳しく解説して
います。女性医師のキャリアの考え方も収録！

先が見えにくい時代だからこそ, 納得の道を探そう！

発行　羊土社 YODOSHA　〒101-0052　東京都千代田区神田小川町2-5-1　TEL 03(5282)1211　FAX 03(5282)1212
E-mail：eigyo@yodosha.co.jp
URL：www.yodosha.co.jp/　ご注文は最寄りの書店, または小社営業部まで

特集関連バックナンバーのご紹介

特集とあわせて
ご利用ください！

増刊2020年4月発行 (Vol.22 No.2)

画像診断ドリル

救急医と放射線科医が伝授する適切なオーダーと読影法

藪田　実，篠塚　健／編

□ 定価 5,170円(本体 4,700円+税10%)　□ ISBN 978-4-7581-1642-8

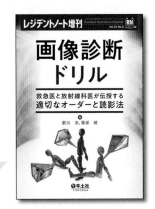

読者の声

- 「検査を行う前にまず確認すべきことやオーダーのしかたなどがまとめてあり，日常診療にすぐに活かしやすいと思いました」
- 「どの症例にも救急医からの視点が書かれていて，救急外来でどのように考えればよいかが参考になりました」

2020年11月号 (Vol.22 No.12)

頭部CT・MRIが読めるようになる

異常を見分けるためにまず押さえたい、
解剖・撮像法・よく出会う疾患の読影法

横田　元／編

□ 定価 2,200円(本体 2,000円+税10%)　□ ISBN 978-4-7581-1652-7

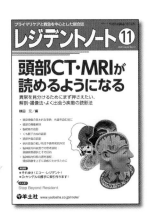

読者の声

- 「基本的な画像解剖から比較的マイナーな疾患および専門家の視点まで，さまざまな画像の見方が一冊でかなり理解できるようになっており，とても勉強になりました」
- 「解剖のわかりにくい部分を，カラーも使って解説していただけているのが大変よかったです」

2019年7月号 (Vol.21 No.6)

腹部CTの読み方がわかる！

研修医が今すぐ知りたい、よく遭遇する疾患の
"基本的な読影方法"をわかりやすく教えます！

藪田　実／編

□ 定価 2,200円(本体 2,000円+税10%)　□ ISBN 978-4-7581-1628-2

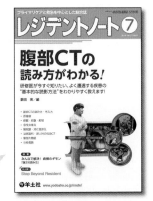

読者の声

- 「重要な疾患ごとに注目したい所見があげられており，血管の解剖などについても詳しく書いてあったので，今後も活用できると感じました」
- 「コモンな疾患から非典型的な画像まで幅広く取り扱っており読み応え十分でした」

詳細は レジデントノート HPで！

最新情報もチェック ▶

 residentnote
 @Yodosha_RN

研修医は読まないで下さい!?

研修医はこの稿を読んではいけません.
ここは研修医を脱皮？した医師が，研修医を指導するときの参考のために読むコーナーです．研修医が読んじゃうと上級医が困るでしょ！

高齢者の転倒 Part5
〜転ばないようにするために〜

福井大学医学部附属病院総合診療部　林　寛之

転倒予防は大変だ

　高齢者の大腿骨頸部骨折はある意味「加齢現象」的意味合いがある．寝たきりにならないように，とにかく高齢者は「転んじゃいけない」．高齢者は抗血栓薬を内服していることも多く，転倒による出血で合併症を呈するリスクが跳ね上がっている．いやはやとにかく高齢者は「転んじゃいけない」．高齢者転倒予防って，どうすればいいのだろう….

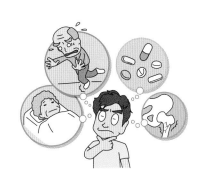

患者F　86歳　女性　　　　大腿骨頸部骨折

　患者Fが大腿骨頸部骨折で入院することになった．骨粗鬆症の治療もしていたが，バランスを崩して玄関先で転倒してしまったという．感染症やほかの疾患は見つからず，単に加齢による筋力低下，転倒が原因の骨折であった．

研修医K

「骨粗鬆症の治療もしていたのに，転んでしまって，Fさん骨折しちゃってかわいそうですね．大腿骨近位部骨折の高齢者の3人に1人は1年後に死亡するって，整形外科の先生に聞きました．今後の超高齢社会で，これって予防できないんですかね．あ，僕はまだ心配ないですけど，うちの○○先生は結構転んだらすぐ骨折しそうなくらい鍛えてないんですよねぇ」

骨折リスク評価ツールと骨粗鬆症

　高齢者の大腿骨近位部骨折では1カ月後には9.6％，1年後には33％が死亡する．そもそも大腿骨近位部骨折になってしまう高齢者は，32.5％がすでに終末期に至っており，そのうち19.9％はACP（Advanced Care Planning）は行われていなかった．要介護5で寝たきり，高度認知症の大腿骨頸部骨折で「全力で治療を望んでいます」と言われると，主治医と「人生会議」をしたことがなかったんだろうなぁと感じてしまう．家族はずっと病院で面倒みてくれるはずとおよび腰で，患者さんの人生の価値観と向き合おうとする機会がなかったことが実に悲しいよねぇ．

さて，転んでも骨折しない強靭な骨をぜひとも手に入れたいものだってことで，骨粗鬆症の治療を適切なタイミングではじめたいよね．骨折予測のために，Sheffield大学開発のFRAX®（fracture risk assessment tool），オーストラリア・Garvan医学研究所開発のBone Fracture Risk Calculator（https://www.garvan.org.au/bone-fracture-risk），イギリスのQFracture®（https://qfracture.org/）などさまざまなツールが考案されている（J Clin Densitom, 20：444-450, 2017）.

　一番人気はFRAX®で，10年以内に骨折するリスクをWEB上にて評価できる．骨密度を測定する機械が自施設にない場合は，骨密度を入力しないで計算する．FRAX®が15％以上だと骨粗鬆症の治療を考慮した方がいい（Osteoporosis Japan, 18：7-14, 2010）．さらに骨塩量を測定し，低下していたら骨粗鬆症の治療を開始する．FRAX®が大腿骨近位部骨折で3％以上，骨粗鬆症関連の骨折で20％以上のリスクなら，治療を開始する（Lancet, 393：364-376, 2019）.

　ただし，FRAX®は原発性骨粗鬆症に適応した予測ツールで，ステロイドや関節リウマチ，続発性骨粗鬆症の場合は非適応なんだ．副甲状腺機能亢進症や透析・慢性腎臓病，慢性閉塞性肺疾患，2型糖尿病の患者さんは骨密度に関係なく，骨折しやすいんだから．骨塩量だけ測定して骨折しやすいかどうか判断するのではイマイチなんだよ.

　「骨粗鬆症の予防と治療ガイドライン2015年版」では図1のアルゴリズムを提唱している．脆弱性骨折とは軽微な外力（転倒など）での骨折で，骨粗鬆症で骨折しやすい部位として大腿骨近位部，椎体，上腕骨近位部，橈骨遠位端，恥坐骨，仙骨などがある.

高齢者の骨折は大変だ！
- 大腿骨近位部骨折すると：1カ月後に約10％，1年後に33％が死亡
- FRAX®と骨塩量で，骨折リスクを評価しよう

骨粗鬆症の治療も昔とは全然違う

　骨粗鬆症といえば，かつては ① 薬物療法（カルシウムとビタミンD），② 運動療法，③ 1日15分程度の日光浴（紫外線でビタミンDの活性化）の3拍子が治療の基本だった．しかし今では骨粗鬆症研究が進み，治療も大きく変わった．骨にはビタミンKがいいからと「納豆食べよう」と言っていたが，ビタミンK製剤もエビデンスに乏しく消えてしまった.

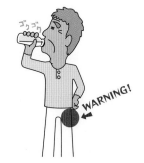

　骨粗鬆症の治療薬には表1のようなものがある．カルシウムのエビデンスはイマイチ．カルシウム摂取は骨塩量，大腿骨近位部骨折を改善しない．昔は「牛乳飲んで骨を強くしよう」と言っていたが，なんと牛乳を飲むと背は伸びるものの，高身長だと高齢になったとき，大腿骨近位部骨折が増えるという．男性だと思春期のときに牛乳をコップ1杯/日飲むごとに，高齢時の大腿骨近位部骨折が9％増加するという．地面で転んでも高いところから落ちるのと同じっていうことなのかしら？女性では関連性はみられない．あぁ，牛乳好きなのに…．交絡因子がありそうだけどね.

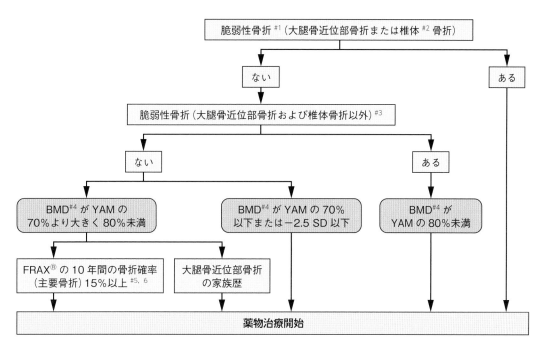

図1　原発性骨粗鬆症の薬物治療開始基準

＃1：軽微な外力によって発生した非外傷性骨折．軽微な外力とは，立った姿勢からの転倒か，それ以下の外力をさす．

＃2：形態椎体骨折のうち，3分の2は無症候性であることに留意するとともに，鑑別診断の観点からも脊椎X線像を確認することが望ましい．

＃3：その他の脆弱性骨折：軽微な外力によって発生した非外傷性骨折で，骨折部位は肋骨，骨盤（恥骨，坐骨，仙骨を含む），上腕骨近位部，橈骨遠位端，下腿骨．

＃4：骨密度は原則として腰椎または大腿骨近位部骨密度とする．また，複数部位で測定した場合にはより低い％値またはSD値を採用することとする．腰椎においてはL1〜L4またはL2〜L4を基準値とする．ただし，高齢者において，脊椎変形などのために腰椎骨密度の測定が困難な場合には大腿骨近位部骨密度とする．大腿骨近位部骨密度には頸部またはtotal hip（total proximal femur）を用いる．これらの測定が困難な場合は橈骨，第二中手骨の骨密度とするが，この場合は％のみ使用する．

＃5：75歳未満で適用する．また，50歳代を中心とする世代においては，より低いカットオフ値を用いた場合でも，現行の診断基準に基づいて薬物治療が推奨される集団を部分的にしかカバーしないなどの限界も明らかになっている．

＃6：この薬物治療開始基準は原発性骨粗鬆症に関するものであるため，FRAX®の項目のうち糖質コルチコイド，関節リウマチ，続発性骨粗鬆症にあてはまる者には適用されない．すなわち，これらの項目がすべて「なし」である症例に限って適用される．

BMD：bone mineral density（骨密度），YAM：young adult mean（若年成人平均値）

文献1より転載．

　　　　椎体骨折予防の薬剤は多いものの，**大腿骨近位部骨折予防のエビデンスがあるのは，ビスホスホネート製剤と抗RANKL抗体のみ**．抗RANKL抗体のデスノマブって「death（死）のマブ（友）」みたいでちょっとなぁと思いきや，本当は「デノスマブ」の読み間違えだったことに気づくまで時間がかかってしまった．我ながらなんて阿呆だ．「ウコンの力」を「ウンコの力」と読み間違えた人って絶対多いと思う．

 ## ビスホスホネート製剤のBRONJ

　　　　今や一番人気のビスホスホネート製剤も注意点があるので知っておきたいね（表2）．椎体骨折のみならず大腿骨近位部骨折予防効果のあるものは，アレンドロネート，リセドロネート，ゾレドロネートのみ．ミノドロネートやイバンドロネートでは，大腿骨近位部骨折は減らず，

表1　骨粗鬆症治療薬

治療薬	機序	説明
カルシウム薬	骨代謝調整薬	
ビタミンD	骨代謝調整薬	高齢者では不足傾向．高カルシウム血症（脱水）に注意．ビスホスホネート製剤と一緒に使用する
ビスホスホネート製剤	骨吸収抑制薬．破骨細胞の骨吸収を抑える	使用は5年まで．稀ながら顎骨壊死．胃腸障害が多い．製剤により使用方法が異なる
抗RANKL抗体	骨吸収抑制薬	低カルシウム血症，顎骨壊死に注意．半年に1回皮下注射
エストロゲン製剤	骨芽細胞の亢進，破骨細胞の抑制など	早期閉経，閉経直後に有用
副甲状腺ホルモン	骨形成促進薬．骨芽細胞の骨形成促進	骨肉腫，悪性腫瘍の骨転移には禁忌．毎日または週に1回皮下注射．使用期間制限あり（生涯で18～24カ月）．
選択的エストロゲン受容体モジュレーター（SERM）	骨のエストロゲン受容体に選択的に作用	乳腺，子宮には悪影響なし．副作用：静脈血栓症
カルシトニン	骨吸収抑制薬．下行性疼痛抑制（セロトニン神経系）作用あり	圧迫骨折の痛みに有用．悪心，紅潮に注意．海外ではがんが増えるとして推奨されていない
ヒト化抗スクレロスチンモノクローナル抗体製剤	スクレロスチンを阻害し，骨吸収を抑制，骨形成を促進	月1回皮下注射．合計12回まで．副作用：低カルシウム血症，顎骨壊死，心血管障害（虚血性心疾患，脳血管障害）

SERM：selective estrogen receptor modulator

椎体骨折を予防するだけ．ビスホスホネート製剤は継続使用しなければならず，途中で2年以上サボると骨折が増えてしまう（Med Care, 58：419-426, 2020）．**通常3～5年は継続する**．

　ビスホスホネート製剤の副作用として，食道炎・食道潰瘍，腎障害（CCr＜30 mL/分なら禁忌），低カルシウム血症（ビタミンD低値のとき），そして**特に注意したいのは顎骨壊死**（bisphosphonate-related osteonecrosis of the jaws：BRONJ）と非定型骨折．骨の新陳代謝が悪いところに歯周病になれば，そりゃ骨髄炎を起こすよねと思うが，その機序は血管新生なども関与し，完全に解明されているわけではない．

　経口ビスホスホネート製剤によるBRONJの半数は2.2～5.3年で発生している．基本的には歯科医をまず受診してから，ビスホスホネート製剤を処方すべきだ．でも**実際には窒素含有ビスホスホネート製剤（アレンドロネート，リセドロネート，ゾレドロネート）でのBRONJ発生頻度は0.001～0.01％しかない**．日本口腔外科学会などの調査によると骨粗鬆症患者におけるBRONJの発生頻度は0.01～0.02％だけ（J Bone Miner Metab, 28：365-383, 2010）．オーストラリアの調査では0.01～0.04％だけで，ビスホスホネート製剤使用中に抜歯すると0.09～0.34％と少し増える．ドイツからはもっと多いとする報告もあるけどね．とにかく医師と歯科医の連携はまだまだ十分とは言えず，高齢者の歯の健康も保てるようにしっかり仲よくやっていこう．

表2 ビスホスホネート製剤の注意点

空腹で飲みましょう	ほかの薬や食べものがあると吸収が悪くなる 起床後すぐに内服
飲み忘れたら	週に1回，月に1回なら次の日の朝内服．毎日内服なら，1日分飛ばす
内服後，飲食は30分以上空ける	朝食までは内服後30分は空けること．吸収が悪くなる
コップ1杯の水（180 mL）で飲む	食道炎を起こしやすいので，十分量の水で飲むこと ミネラル（Ca，Mg）の影響を受けるので，硬水は避ける．水以外の飲み物（牛乳など）で飲むのは吸収が悪くなるのでダメ
服用後30分は横にならない	食道に逆流するとつらい
歯科医受診を	内服中の抜歯は顎骨壊死のリスクが上がるので，歯科医に内服中であることを伝える．内服前に歯科医で歯周病など治療しておくのが望ましい
3～5年で一度休薬	エビデンスに乏しいが，長期内服と顎骨壊死の観点から， 継続するかどうかの再評価が必要

処方の注意点をしっかり理解しておこう

　ちなみにビスホスホネート製剤以外の骨吸収抑制薬でも顎骨壊死を起こすので，骨吸収抑制薬顎骨壊死（antiresorptive agent-induced osteonecrosis of the jaw：ARONJ）と総称される．どうせならドロンジョ（DRONJ：drug related～～）という名前にしてくれたら，タイムボカンシリーズを知ってるわれわれ世代は燃えるんだけどなぁ．

　ビスホスホネート製剤は長期投与でむしろ非定型骨折（大腿骨転子下・骨幹部骨折）を助長する．頻度はそれほど多くはないものの，休薬で急速にリスクは回復する．またBRONJの合併も考慮すると，**長期投与しないためにも3～5年後に一度休薬（2～3年間），または骨折高リスクなら継続するかどうかの再評価が望ましい**．5年で一度休薬した方がいいといっても，同じ骨吸収抑制薬である抗RANKL抗体にスイッチするのは推奨されない．

　5年治療し，数年休薬しても骨量はそれほど減らない（JAMA, 296：2927-2938, 2006）．休薬時に高齢であったり，骨密度が低かったりするとその後骨折リスクが上がるが，フォローアップで1～2年後骨密度を計測しても骨折予防にはならない（JAMA Intern Med, 174：1126-1134, 2014）．骨折リスクが高い場合は8～10年の継続もありなのだ．10年以上となるとデータがない．

> **一番人気のビスホスホネート製剤**
> - 顎骨壊死（BRONJ）は稀だけど要注意
> - 歯科医と医師がしっかりタッグを組もう
> - 3～5年投与したら，2～3年休薬するのが基本

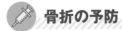 **骨折の予防**

1) 薬はどれくらい役に立っているのか

　　ビスホスホネート製剤のうちアレンドロネートの大腿骨近位部骨折予防効果は二次予防（骨折既往患者）でNNT 100, 一次予防は効果なしと, なんともトホホな結果. 骨折既往があっても100人に1人しか予防できないなんて…ガーン! 椎体骨折予防効果は二次予防でNNT 16.7, 一次予防でNNT 50.

　　いやいや気を取り直して, リセドロネートはどうかというと, 一次予防効果はなし. 二次予防では椎体骨折予防効果はNNT 20, 大腿骨近位部骨折予防効果はNNT 100と, こちらもトホホ. Järvinenらによると, NNTは175となり, 骨粗鬆症そのものよりも, 年齢や, バランスが悪いことこそ骨折リスクであるという.

　　ビスホスホネート製剤による大腿骨近位部骨折予防は, 一次予防はできず, 二次予防でもNNTは100〜175と, 効いているのか効いていないのか, 薬を飲み続けて100人に1人のみ骨折予防できるという. 気を落としそうになるけど, 薬はこれっきゃないので, 頑張ろう. ほとんどの研究が閉経後女性を対象にしており, 男性はおいてきぼりなのが寂しい…あまり有意差出ないからだけどね.

　　頑張ってビスホスホネート製剤を処方していても, 肝心の大腿骨近位部骨折の予防は二次予防のみ効果があり, それも100人に1人だけって, 治療の甲斐がないと思ったのは, 私だけ?

ビスホスホネート製剤の骨折予防効果

● 一次予防はイマイチで予防のエビデンスなし

● 二次予防でも椎体骨折予防のNNTは16.7〜20, 大腿骨近位部骨折予防はNNT 100〜175!…気を落とすな! ガンバレ!

---

2) 転倒予防のベストエビデンス

　　Järvinenらの主張ももっともで, 骨粗鬆症の治療をしても転倒すれば骨折するのが高齢者というもの. 骨が弱くても, 転倒しなければ骨折はしないんだもの. そりゃそうだ.

　　なんと運動で60%骨折を減らすことができる. 筋トレや持久力を鍛えるより, 太極拳で重心の移動をしつつバランスをうまくとるトレーニングが役に立つ. **太極拳そのものが下半身の筋力を鍛えつつ, バランスをとる運動なので, 転倒予防に有効なんだ**（J Biomech, 105：109769, 2020）. 楊式太極拳が孫式太極拳よりいいらしいが, 太極拳をしない人には違いがよくわからないよねぇ. 足趾の屈筋を鍛えるとバランスがよくなるらしいよ. 足趾でふすまを開けるあなたの鍛え方は, 正しいかも….

　　ヨガの方がより身近だけど, ヨガのエビデンスは少しいい程度なんだ（Age Ageing, 45：21-29, 2016）. あぁ, 残念.

転倒予防の運動

● 下肢筋力とバランスのトレーニングを兼ね備えた太極拳がベスト

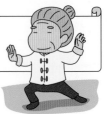

表3　日本版CHS基準

項目	評価基準
体重減少	6カ月で2〜3 kg以上の意図しない体重減少
筋力低下	握力：男性＜28 kg，女性＜18 kg
疲労感	ここ2週間でわけもなく疲れた感じがする
歩行速度	通常歩行速度＜1.0 m/秒
身体活動	① 軽い運動・体操をしていますか？ ② 定期的な運動・スポーツをしていますか？ 上記の2ついずれも「週に1回もしていない」と回答

3項目以上あればフレイル.
文献22より作成.

3）高齢者と切っても切れないフレイル

　やはりフレイルになると，どうしても体力のみならず，気力も認知機能も低下して転倒しやすくなる．**日本版CHS基準**（cardiovascular health study）**の5項目のうち3項目以上あればフレイルと判定する**（表3）．日本版CHS基準は表現型モデルに基づいたもので，救急の現場ですぐ確認できる．早期にフレイルを発見したら，身体面のみならず，精神心理面，社会面においても多職種や地域でサポートしていかないとダメで，単純に骨さえ強くすればいいわけではないんだよね．

　うつ病があるという自己申告だけでも転倒リスクが跳ね上がるんだ（LR 2.22〜6.55）．転倒で救急受診した患者さんへの早期理学療法介入の有効性を示す報告もあるが，まだまだ研究不足な領域なのは否めない（J Am Geriatr Soc, 66：2205-2212, 2018／Arch Phys Med Rehabil, 98：1086-1096, 2017／J Aging Sci, 8：222-226, 2020）．米国老年医学会はERでも身体機能評価をするように提言している（Ann Emerg Med, 63：e7-25, 2014）．Timed Up & Goテスト（椅子から立ち上がって3 m歩いて戻ってくる時間を計測）やタンデム歩行など身体能力評価法はいろいろあるが，転倒再受診の予測にはあまり役に立っていない（Can J Emerg Med, 20：353-361, 2018）．有用性の確立したプロトコールがない現状で，忙しいERから理学療法に熱心なかかりつけ医につなぐことはなかなか困難だよねぇ．

　欠損累積モデルとしてfraity indexというものもあり，生命予後や施設入所のリスクを予想する．fraity indexはフレイルの有無ではなく，能力障害，疾病，症候によって重みづけをしていくので，かかりつけ医が継続して診ていくうえで有用だ．

　転倒予防のためには，そもそもフレイルを治さなければはじまらない．悪液質は悪性腫瘍の終末像と昔は習ったが，今の定義では，「基礎疾患に関連する複雑な代謝症候群で，脂肪の減少の有無にかかわらず筋肉の喪失が特徴」とされている（Clin Nutr, 27：793-799, 2008）．食べなければ痩せるし，筋肉も落ちて，それは転倒するはずだ．でもそれって老化の自然の摂理かもしれないんだけどね．廃用症候群も，今や生活不活発病というらしい．どんどん言葉の定義が新しくなっていくねぇ．

4）サルコペニアの早期介入

　転倒予防したくても，おおもとになる筋力がなければ踏ん張ることもできやしない．サルコペニアを早期にスクリーニングして，専門医につなげるように心がけよう（**図2，表4**）．SARC-Fに下腿周囲長を加えたSARC-CalFの方が感度が高い．専門医ではさらに詳細な検査が行われる（J Am Med Dir Assoc, 21：300-307.e2, 2020）．

　転倒を怖がれば怖がるほど，歩速も遅くなり転倒しやすくなるという恐ろしい悪循環が待っている（BMC Geriatr, 17：291, 2017）．やっぱり筋肉は大事なんだ．

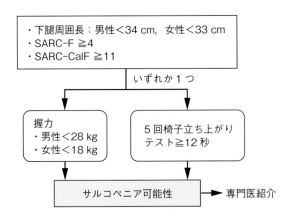

図2　地域やプライマリ・ケアでのサルコペニア早期スクリーニング
文献24より作成.

表4　SARC-F，SARC-CalF：サルコペニアのスクリーニングツール

項目	質問	SARC-F	SARC-CalF
Strength：握力	4〜5 kgの物の運搬		
Assistance in walking：歩行	室内歩行	全く大変でない（0点） 少し大変（1点） とても大変／できない（2点）	
Rise from chair：椅子立ち上がり	椅子やベッドからの移動		
Climb stairs：階段を昇る	階段を10段昇る		
Falls：転倒	1年の転倒回数	なし（0点），1〜3回（1点），4回以上（2点）	
Calf circumference：下腿周囲長			男性：> 34 cm（0点），≦ 34 cm（10点） 女性：> 33 cm（0点），≦ 33 cm（10点）

文献25, 26より作成.

Check！ 文献

1) 「骨粗鬆症の予防と治療ガイドライン 2015 年版」（骨粗鬆症の予防と治療ガイドライン作成委員会／編），ライフサイエンス出版，2015
   http://www.josteo.com/ja/guideline/doc/15_1.pdf
   ↑必読文献．日本のガイドラインは一応目を通しておきましょう．

2) Roche JJ, et al：Effect of comorbidities and postoperative complications on mortality after hip fracture in elderly people：prospective observational cohort study. BMJ, 331：1374, 2005（PMID：16299013）
   ↑必読文献．60歳以上で合併症のない大腿骨頸部骨折患者2,090人をフォローした．30日後の死亡率は9.6％，1年後の死亡率は33％であった．術後合併症としては肺炎が9％，心不全が5％と多かった．術後心不全は30日後死亡率が65％（ハザード比16.1）と跳ね上がり，そのうち92％は1年以内に死亡した．術後肺炎では30日後死亡率は43％（ハザード比8.5）であった．その他術後30日死亡率は，術前に合併症が3つ以上あるとハザード比2.5，呼吸器疾患の既往はハザード比1.8，悪性腫瘍はハザード比1.5であった．

3) Kata A, et al：Advance Care Planning Prior to Death in Older Adults with Hip Fracture. J Gen Intern Med, 35：1946-1953, 2020（PMID：32367390）
   ↑65歳以上の606人の大腿骨近位部骨折患者を後ろ向きに検討した研究．54.9％の人は事前指示書ができており，68.9％が代弁者を立てていた．しかしながら24.5％はACPは行われていなかった．32.5％は終末期のため自己決定能力が欠けており，そのうち19.9％はACPを考慮されていなかった．

4) Compston JE, et al：Osteoporosis. Lancet, 393：364-376, 2019（PMID：30696576）
   ↑必読文献．骨粗鬆症の総説．ビスホスホネート製剤は骨折ハイリスクなら8〜10年使用可能だが，10年以上は不明．治療開始は骨塩量とFRAX®（骨粗鬆症関連の骨折20％，大腿骨近位部骨折3％以上のリスク）で決める．ビスホスホネート製剤で椎体骨折のみならず大腿骨近位部骨折の予防にエビデンスがあるのは，アレンドロネート，リセドロネート，ゾレドロネートのみ．ビタミンDが少ないとビスホスホネート製剤で低カルシウム血症になるため，ビタミンD値が低い場合はビスホスホネート製剤とビタミンDを併用する．CCr＜30 mL/分ならビスホスホネート製剤は禁止．

5) Willett WC & Ludwig DS：Milk and Health. N Engl J Med, 382：644-654, 2020（PMID：32053300）
   ↑牛乳と健康のreview．男性は思春期のときに牛乳をコップ1杯/日飲むごとに，高齢時の大腿骨近位部骨折が9％増加し，その他の骨折，肺塞栓，がん（前立腺がん，子宮内膜がん）が増える．心血管疾患や大腸がんは減る．牛乳よりもヨーグルトは肥満予防になるというが，交絡因子が多そうだ．子どもの頃カルシウムを摂ったからといって，ずっと骨が強くなるなんてエビデンスはない．カルシウム摂取は骨塩量，大腿骨近位部骨折を改善しない．1日3杯以上牛乳を飲んでも何のエビデンスもない．トホホ．

6) Yoneda T, et al：Antiresorptive agent-related osteonecrosis of the jaw：Position Paper 2017 of the Japanese Allied Committee on Osteonecrosis of the Jaw. J Bone Miner Metab, 35：6-19, 2017（PMID：28035494）
   ↑必読文献．日本の6学会の声明．骨粗鬆症患者や骨転移のあるがん患者が，破骨細胞抑制薬を使用した場合の顎骨壊死は稀で，その症例集積は十分ではない．医師と歯科医の連携の重要性を説いている．骨粗鬆症でのBRONJ発生は経口薬で10万人に1.04〜69人，注射薬で10万人に対して0〜90人．かなり幅があるが，発生頻度が少ないから正確に把握するのは難しいんだ．窒素含有ビスホスホネート製剤（アレンドロネート，リセドロネート，ゾレドロネートなど）だと，0.001〜0.01％しかなく，自然発生率の0.001％とほぼ変わりないか少し多い程度．

7) Hansen PJ, et al：Incidence of bisphosphonate-related osteonecrosis of the jaws（BRONJ）in patients taking bisphosphonates for osteoporosis treatment - a grossly underestimated risk? Clin Oral Investig, 17：1829-1837, 2013（PMID：23114879）

↑ドイツの歯科医師107人の調査．37例のBRONJが報告され，37.4％が悪性腫瘍，62.6％が骨粗鬆症によるものだった．骨粗鬆症に対する治療のうち30.1％は静注薬によるものであった．悪性腫瘍と骨粗鬆症を含めると，62.6％は経口薬，37.4％は静注薬によるものであった．BRONJの発生頻度は2.27％とほかの報告と比べてとんでもなく高く，発生頻度を過小評価しているのではないかと言っている．

8) Fung P, et al：Time to onset of bisphosphonate-related osteonecrosis of the jaws：a multi-centre retrospective cohort study. Oral Dis, 23：477-483, 2017（PMID：28039941）

↑7カ国，22施設，349症例の顎骨壊死の後ろ向き研究．ビスホスホネート製剤投与からBRONJ発生までは平均（半数が発症するまでの時期），アレンドロネートで6年（88例），ゾレドロネートで2.2年（218例）であった．骨粗鬆症患者に限れば，ビスホスホネート製剤投与から5.3年であった．

9) Fleisher KE, et al：Osteonecrosis of the jaw onset times are based on the route of bisphosphonate therapy. J Oral Maxillofac Surg, 71：513-519, 2013（PMID：22999296）

↑114例のBRONJの後ろ向き調査．BRONJ発生まで経口薬で平均5年であったのに対して，静注薬では3年と短かった．静注薬の方がBRONJが発生しやすいと報告．

10) Yoneda T, et al：Bisphosphonate-related osteonecrosis of the jaw：position paper from the Allied Task Force Committee of Japanese Society for Bone and Mineral Research, Japan Osteoporosis Society, Japanese Society of Periodontology, Japanese Society for Oral and Maxillofacial Radiology, and Japanese Society of Oral and Maxillofacial Surgeons. J Bone Miner Metab, 28：365-383, 2010（PMID：20333419）

↑日本口腔外科学会など4学会のポジションステートメント．日本の骨粗鬆症患者におけるBRONJの発生頻度は0.01～0.02％だけ（未発表データによる）．ゾレドロネートによるBRONJは0.15％で，高く見積もると1～2％という．きちんとした報告がなく，発生頻度をしっかり把握するのに苦労しているようだ．オーストラリアでは骨粗鬆症に対して0.01～0.04％で，治療中抜歯すると0.09～0.34％になる．

11) Black DM, et al：Atypical Femur Fracture Risk versus Fragility Fracture Prevention with Bisphosphonates. N Engl J Med, 383：743-753, 2020（PMID：32813950）

↑50歳以上の女性196,129人のうち，277例の非定型大腿骨骨折が発症した．ビスホスホネート製剤を3カ月未満使用群（実質ビスホスホネート製剤の効果が期待できない群）では10,000人あたり0.07人の発生率であるのに対し，3～5年使用で2.54人，5～8年で6.04人，8年以上で13.10人であった．たしかに長期使用で非定型大腿骨骨折は増えるが比較的稀．アジア人女性では3年間使用により，10,000人あたり91例の大腿骨近位部骨折を予防でき，8人の非定型大腿骨骨折が発生することになる．5年使用で，174例の大腿骨近位部骨折予防，38例の非定型大腿骨骨折発症，10年使用で360例の大腿骨近位部骨折を予防し，236例の非定型大腿骨骨折が発症する．白人では非定型大腿骨骨折発症より，骨折予防効果の有用性の方がより顕著になっている．

12) Fink HA, et al：Long-Term Drug Therapy and Drug Discontinuations and Holidays for Osteoporosis Fracture Prevention：A Systematic Review. Ann Intern Med, 171：37-50, 2019（PMID：31009947）

↑48論文のシステムレビュー．3～5年を超えてのビスホスホネート製剤の使用は，椎体骨折は予防したが，非椎体骨折の予防には寄与しなかった．5～7年のホルモン療法は大腿骨近位部骨折予防効果を認めたが，合併症も多かった．

13) Wells GA, et al：Alendronate for the primary and secondary prevention of osteoporotic fractures in postmenopausal women. Cochrane Database Syst Rev：CD001155, 2008（PMID：18253985）

　↑アレンドロネート（10 mg／日）の骨折予防効果に対する11論文のコクランレビュー．骨折既往または低骨密度の閉経後女性では二次予防としてNNT 16.7で椎体骨折を予防し，NNT 100で大腿骨近位部骨折を予防する．骨折経験のない女性の一次予防では椎体骨折予防はNNT 50，ほかの骨折予防効果はなし．

14) Wells G, et al：Risedronate for the primary and secondary prevention of osteoporotic fractures in postmenopausal women. Cochrane Database Syst Rev：CD004523, 2008（PMID：18254053）

　↑リセドロネート（5 mg／日）の骨折予防効果に対する7論文のコクランレビュー．一次予防としては骨折予防効果はなく，内服しても無駄なだけ．骨折既往のある閉経後女性においては，二次予防として椎体骨折予防NNT 20，大腿骨近位部骨折予防NNT 100，その他の骨折予防のNNT 50．

15) Järvinen TL, et al：Overdiagnosis of bone fragility in the quest to prevent hip fracture. BMJ, 350：h2088, 2015（PMID：26013536）

　↑**必読文献**．骨脆弱性が大げさに取り上げられすぎていると述べている．大腿骨近位部骨折患者の1/3以下に骨脆弱性を認めただけだった．年齢そのものが骨折のリスクであり，55歳と比べ85歳は44倍骨折しやすく，骨脆弱性より年齢の方が11倍骨折と関連があった．65歳以上の1/3が1年のうちに転倒し，80歳になれば半数が転倒する．バランスが悪い患者は骨折の40％を占める．一方骨粗鬆症は骨折の30％未満に認めるだけ．高齢になれば骨は弱くなるものの，そもそも転倒しなければ骨折はしない．33論文を解析すると，ビスホスホネート製剤の大腿骨近位部骨折予防のNNTは175．6年以上ビスホスホネート製剤で治療したら，プラセボに転換した患者よりも椎体骨折，非椎体骨折が増えたという報告もある．カルシウムやビタミンDのエビデンスもイマイチで，読むと悲しくなる…なんと運動で骨折を60％減らすことができる．喫煙も骨折のハイリスクであり，骨密度より影響が大きい．ビタミンDの併用の有無にかかわらずカルシウム製剤（1,000 mg／日）は，4年治療すると心血管合併症（心筋梗塞，脳卒中）が6/1,000例で発症する．高カルシウム血症になると脱水になるからこんな心血管合併症が出るんだろう．

16) Hayes KN, et al：Duration of Bisphosphonate Drug Holidays in Osteoporosis Patients：A Narrative Review of the Evidence and Considerations for Decision-Making. J Clin Med, 10：doi:10.3390/jcm10051140, 2021（PMID：33803095）

　↑ビスホスホネート製剤は1年服用すると休薬してもその効果は持続する．したがって5年服用したら，2～3年休薬（drug holiday）するのは問題ない．しかしながら長期服用に関しては，現時点でわかっていないことも多い．

17) Grossman DC, et al：Vitamin D, Calcium, or Combined Supplementation for the Primary Prevention of Fractures in Community-Dwelling Adults：US Preventive Services Task Force Recommendation Statement. JAMA, 319：1592-1599, 2018（PMID：29677309）

　↑米国予防医療専門委員会のカルシウム，ビタミンD，または併用による一次予防のレビュー．カルシウム，ビタミンDは骨折経験のない患者の一次予防に効果があるというエビデンスは見当たらなかった．

18) Guirguis-Blake JM, et al：Interventions to Prevent Falls in Older Adults：Updated Evidence Report and Systematic Review for the US Preventive Services Task Force. JAMA, 319：1705-1716, 2018（PMID：29710140）

　↑米国予防医療専門委員会による62論文のレビュー．運動で転倒は減り（RR 0.89），けがも減るものの〔incidence rate ratio (IRR) 0.81〕，死亡率には関与せず．ビタミンDに関しては微妙な結果に終わった．

19) Hwang HF, et al：Effects of Home-Based Tai Chi and Lower Extremity Training and Self-Practice on Falls and Functional Outcomes in Older Fallers from the Emergency Department-A Randomized Controlled Trial. J Am Geriatr Soc, 64：518-525, 2016（PMID：26865039）

↑60歳以上で転倒にて救急受診した患者さんを対象に6カ月運動をしてもらった台湾の研究．下半身を鍛えるトレーニングより，太極拳の方が転倒発生頻度が半年後（IRR 0.30），1年後（IRR 0.32）ともに少なかった．転倒外傷率も太極拳の圧勝（6カ月後 IRR 0.33, 18カ月後 IRR 0.39）だった．重心を低く移動しながらゆっくり動くことができる方が，ムキムキの筋肉をつくるより，うまくバランスがとれて転倒しにくいということか．

20) Huang ZG, et al：Systematic review and meta-analysis：Tai Chi for preventing falls in older adults. BMJ Open, 7：e013661, 2017（PMID：28167744）

↑18論文のシステムレビュー．太極拳は IRR 0.69と転倒リスクを減らす．楊式太極拳の方が孫式太極拳より有効．

21) Quinlan S, et al：The evidence for improving balance by strengthening the toe flexor muscles：A systematic review. Gait Posture, 81：56-66, 2020（PMID：32679464）

↑9論文のシステムレビュー．60歳以上（73％は女性）の患者を対象に調べた結果，足趾屈筋の強さと姿勢バランスには相関を認めた．タオルを敷いて足趾で巻き取る体操や，足趾にギュッと力をこめる体操なんてしておくといいかもね．

22) Satake S & Arai H：The revised Japanese version of the Cardiovascular Health Study criteria（revised J-CHS criteria）. Geriatr Gerontol Int, 20：992-993, 2020（PMID：33003255）

↑日本 CHS 基準．表現型モデルのフレイル判定法．

23) Carpenter CR, et al：Predicting geriatric falls following an episode of emergency department care：a systematic review. Acad Emerg Med, 21：1069-1082, 2014（PMID：25293956）

↑転倒で救急受診した患者の転倒リスクを検討した3論文のシステムレビュー．自分でうつだという（self-report of depression）と，転倒リスクが一番高くなる（感度13～29％，特異度88～98％，LR 2.22～6.55）．過去1年以内の転倒歴があれば，再転倒しやすい（感度53～69％，特異度68～77％，LR 2.17～2.48）．認知機能低下はばらつきがありすぎる（感度2～5％，特異度96～100％，LRの95％信頼区間は1をまたいでしまう）．一人暮らしや6剤以上の薬剤内服も指標としてはイマイチだった．

24) Chen LK, et al：Asian Working Group for Sarcopenia：2019 Consensus Update on Sarcopenia Diagnosis and Treatment. J Am Med Dir Assoc, 21：300-307.e2, 2020（PMID：32033882）

↑必読文献．アジアのサルコペニア診断基準．専門施設では，抑うつ，認知機能，転倒，栄養や，慢性併存疾患（心不全，COPD，糖尿病，CKD など）も評価する．

25) Malmstrom TK & Morley JE：SARC-F：a simple questionnaire to rapidly diagnose sarcopenia. J Am Med Dir Assoc, 14：531-532, 2013（PMID：23810110）

↑SARC-F の原著．

26) Barbosa-Silva TG, et al：Enhancing SARC-F：Improving Sarcopenia Screening in the Clinical Practice. J Am Med Dir Assoc, 17：1136-1141, 2016（PMID：27650212）

↑SARC-CalF の原著．SARC-F に下腿周囲長を追加したもので，AUC が改善した．

27) Yang M, et al：Screening Sarcopenia in Community-Dwelling Older Adults：SARC-F vs SARC-F Combined With Calf Circumference (SARC-CalF). J Am Med Dir Assoc, 19：277.e1-277.e8, 2018（PMID：29477774）

　　↑男性160人，女性224人の小規模研究でSARC-CalFを追試．SARC-CalF（感度60.7％，特異度94.7％）はSARC-F（感度29.5％，特異度98.1％）より感度がよかった．でもよくなって感度たったの60.7％って大したことないねぇ．

28) Cuevas-Trisan R：Balance Problems and Fall Risks in the Elderly. Clin Geriatr Med, 35：173-183, 2019（PMID：30929881）

　　↑必読文献．高齢者転倒とバランスの総説．転倒にはバランス，歩き方，認知機能，筋力，疼痛，視力，薬物，サルコペニアなどさまざまな要因が関連している．病歴，身体所見，運動，環境など多岐にわたって改善できる．

Check！WEB

1) FRAX® 骨折リスク評価ツール

https://www.sheffield.ac.uk/FRAX/tool.aspx?lang=jp

　　↑WEBで10年以内の骨折予測ができるツール．40〜90歳の患者を対象にしている．危険因子と大腿骨頸部の骨密度で骨折リスクを計算する．骨密度は測定機器のメーカーを指定し，大腿骨頸部の実測値を記載する．アルコールは1日3単位以上でリスクとなる．詳細はWEBで確認して使ってみよう．

2) 米田俊之，他：ビスホスホネート製剤関連顎骨壊死に関するポジションペーパー．2011

http://jsbmr.umin.jp/guide/pdf/bronjpositionpaper2.pdf

　　↑必読です．BRONJの簡潔なまとめ．

No way！アソー！モジモジ君の言い訳　〜そんな言い訳聞き苦しいよ！ No more excuse！No way！アソー（Ass hole）！

×「今は健康ですが，骨粗鬆症になってますから，このビスホスホネート製剤を飲むと骨が強くなって骨折しなくなりますよ」

→いやいや，ビスホスホネート製剤の一次予防のエビデンスはイマイチなんだ．よほど骨が弱く，FRAX®が15％以上じゃないと適応にならないね．

×「牛乳をたくさん飲んで骨を強くして骨折しない体をつくりましょう」

→牛乳をたくさん飲んでも骨が強くなるエビデンスは乏しい．骨折予防したかったら，しっかり筋力とバランスを鍛える方がいい．

×「じゃ，骨を強くする薬出しておきますね．朝1回飲めばいいですよ」

→いやいや，ビスホスホネート製剤の飲み方は結構制約が多いので，しっかり服薬指導しましょうね．

×「ビスホスホネート製剤はBRONJになるから5年で絶対やめないとダメだ」

→BRONJの発生頻度はとても稀．骨折リスクを正しく評価して休薬がいいか，継続がいいか，テーラーメードに考えましょう．歯の清潔は常に保つように指導しよう．

×「孫式太極拳を教えましょう」

→できれば楊式太極拳の方がいいらしい…知らんけど.

林　寛之（Hiroyuki Hayashi）：福井大学医学部附属病院救急科・総合診療部

それにしても，病歴のとり方を講義して，こんな落とし穴にはまるなよと言ったばかりなのに，初期研修医たちはうまく落とし穴にはまってやってくるのが，おもしろくて，かわいくてしかたがない．あぁ，かわいいと思うようになったということは，私もかなり年取ったということかなぁ．「病歴が命」とはみんな知っていても，その深くつっこむ思考過程は，現場でアカデミックに考えてこそ身につくんだけどね．夢多き総合診療医を養成する福井大学GGGセンターでは毎月素晴らしい講師による講義をしています．全国の医学生，初期研修医は耳学問でもいいので賢くなりませんか？詳細はホームページで（https://ggg.med.u-fukui.ac.jp/）.

1986　自治医科大学卒業	日本救急医学会専門医・指導医
1991　トロント総合病院救急部臨床研修	日本プライマリ・ケア連合学会認定指導医
1993　福井県医務薬務課所属　僻地医療	日本外傷学会専門医
1997　福井県立病院ER	Licentiate of Medical Council of Canada
2011　現職	

★後期研修医大募集中！気軽に見学にどうぞ！Facebook⇒福井大学救急部・総合診療部

Book Information

レジデントノート増刊 Vol.22 No.17

発行 羊土社

複雑度別の症例で学ぶ
マルチモビディティ診療の考え方と動き方
多疾患併存状態を読み解き、治療の優先順位をつけ、適切にアプローチする

佐藤健太／編

● "多疾患併存状態の患者"への対応, 治療・退院までの動き方を丁寧に解説
● 症例を複雑度別に多数収録, 状況に即した適切な実践力が身につく!

□ 定価5,170円(本体4,700円+税10%)　□ B5判　□ 207頁　□ ISBN978-4-7581-1657-2

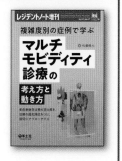

対岸の火事

研修医が知って得する日常診療のツボ

他山の石

中島 伸

他人の失敗を「対岸の火事」と笑い飛ばすもよし，「他山の石」と教訓にするのもよし．研修医時代は言うに及ばず，現在も臨床現場で悪戦苦闘している筆者が，自らの経験に基づいた日常診療のツボを語ります．

その238

気になる言葉

研修医の外来診療や病状説明に同席していると，気になる表現がときどき出てきます．「これ，患者さんは理解できているのだろうか？」とか，「こんな言い方はちょっとまずいんじゃないかな」という意味です．今回はそのような表現を3つ紹介し，読者の皆さんにもよく考えていただきたいと思います．

その1：リスクがある

まずは「リスクがある」という表現です．研修医の先生が患者さんに病状説明をする際，「タバコを吸うと肺がんになるリスクがあります」とか「糖尿病を放置すると腎機能悪化のリスクがあります」などという表現をよく耳にします．横で聴いている私には意味がわかりますが，患者さんに意味が通じているのかが疑問です．1例をあげましょう．

研修医「肺がんになるリスクがあるので喫煙はやめた方がいいですよ」
患　者「リスクって難しい言葉でんな」
研修医「タバコを吸う人は吸わない人よりも肺がんになりやすいということです」
患　者「なりやすい，ということはタバコを吸っても肺がんにならん人もおるってことでっか？」
研修医「それはそうですけど」

確かにリスクなどという言葉は患者さんにとってはわかりにくいに違いありません．

中　島「リスクという言葉を簡単に説明すると…タバコを吸わない100人のうち肺がんになる人が5人くらい，100人の喫煙者で肺がんになる人が20人くらいだとしましょう．喫煙者が肺がんになる割合の方が多いですよね．これがリスクが高いということです」

こう表現するとイメージしやすいですね．5人とか20人とかの数字自体はその場の思いつきでしゃべっているので，正確な数値を知りたい先生は，ご自分で調べてください．

とはいえそのような説明をしても理解の難しい方もいるのが現実です．端的に「タバコを吸うと肺がんになりますよ」という説明の方がよいかもしれません．しかし，あちこちの医療機関で散々「タバコをやめろ」と言われてきた患者さんはいろいろな反論を準備しています．

研修医「タバコを吸ったら肺がんになりますよ」
患　者「必ず肺がんになるんでっか？」
研修医「いや必ずなるとは限りませんけど」
患　者「親戚の爺さんはタバコ吸ってたけど100歳まで長生きしたで」
研修医「なかにはそういう人もいるかもしれませんね」
患　者「隣の奥さんはタバコ吸わんけど肺がんになってもたし」
研修医「ぐぬぬ」

研修医が詰まってしまった場合には助け舟を出すこともあります．

中　島「親戚の方はタバコを吸って100歳まで生きたんですか」
患　者「そや」

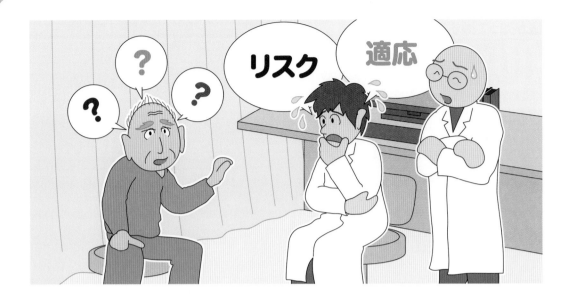

中 島 「吸わなかったら120歳まで生きましたよ，その方」

患 者 「でも隣の奥さんは吸わんのに肺がんになってもたで」

中 島 「隣のご主人が吸っていたのと違いますか．受動喫煙の悲劇ですね」

患 者 「ぐぬぬ」

　患者さんをやり込めるのが目的ではないので，ほどほどにしておきましょう．何よりも大切なのは喫煙の危険性を理解してもらうことです．そのうえで患者さん本人がタバコをやめる気になれば禁煙外来に紹介しています．

その2：適応がある

　「手術の適応があります」とか「入院の適応はありません」という言い方もよく耳にしますが，そもそも「適応」という言葉を日常生活で使うことがあるでしょうか？ 私は医療以外で聞いたことがありません．「いろいろな医学的条件を勘案した結果，このようにすべきだ」というのが「適応がある」で，逆に「いろいろ考えた結果，こうすべきでない」が「適応がない」なので，われわれ医師にとってはまことに便利な言葉ですが，患者さんに通じなければ話になりません．「適応」は言い換えの難しい言葉

なので，解きほぐして説明するべきかと思います．

　「手術適応がある」というのを言い換えれば，「手術をする方が，薬だけで治療するよりも，長生きできる可能性が高いですよ」ということになります．そうすると次の展開はどうなるのでしょうか．

研修医 「この病気だったら手術をした方がいいと思います」

患 者 「手術が失敗して命を落とすこともあるんでしょう？」

研修医 「そのリスクもあります」

患 者 「リスクって言葉，難しいなあ」

研修医 「これは失礼しました．もう少し簡単に言うと，手術の後に命を落とす可能性もあるということです」

患 者 「数字でいったらどんなもんですか？」

研修医 「ええっとですね，それは，あの」

　重ねて訊かれると立ち往生するかもしれません．

中 島 「死亡する方が100人に1人程度です」

　このように具体的な数字は用意しておいた方がいいと思います．

患者　「やっぱり死ぬこともあるんですね！」

中島　「でも手術しないと病気がどんどん進行してしまいます．やはり手術をして100人のうちの99人をめざすべきだと思います」

また，「入院の適応がない」というのは，「入院するほどの病状ではないので，外来治療で十分です」とか「入院治療よりも外来治療の方が得策である」という意味になるかと思います．前者の理屈はわかりやすいですが，後者は理解しにくいですね．

研修医　「この疾患の場合は外来治療の方がいいと思います」

患者　「『外来治療の方がいい』と言われてもピンときまへんな．どんな病気でも入院して治療してもらった方が早く治るのと違いまっか」

研修医　「それは，その，入院にもいろいろデメリットがありまして」

患者　「デメリットというのはお金がかかるということでっか」

研修医　「そんなにかからないとは思いますけど」

中島　「ゼニカネの話と違うやろ，医学的な理由を説明せんかい！」

入院のデメリットもすぐに言えるようにしておきましょう．私が患者さんに尋ねられたときには「転倒・転落，院内感染，せん妄」が3大デメリットだといつも説明しています．

その3：DNARをとる

研修医　「DNARはとっておきました」

中島　「おいおい，DNARっていうのはとるもんかね？」

研修医　「取得しました」

中島　「同じやないか，『DNARをとった』というのをご家族が聞いたら，あんまりいい気はせんやろ」

研修医　「それなら，どう言えばいいんですか」

医療現場で普通に行われている「DNAR（Do Not Attempt Resuscitate：蘇生措置拒否）をとる」という会話には，私は抵抗感があります．まるで「魚を獲った」とか「勲章をとった」みたいに聞こえるからです．じゃあどう言うのかと訊かれると困ってしまうのですが，今まで耳にしたなかで1番しっくりきたのは「DNARを確認した」という表現です．こう言えば患者さんやご家族が聞いても気を悪くしないことでしょう．

以上，私が現場の会話で違和感をもっている表現を3つあげました．このような例はほかにもたくさんあると思いますが，工夫をこらして少しでもわかりやすい説明を心掛けましょう．必ず「今日の病状説明は決まったぜ，恐ろしいほどに！」と思えるときがやってきます．その日をめざして精進を重ねてください．

ということで最後に1句

> 説明も　立派な治療　納得の
> 　　言葉ひとつで　気分も晴れる

中島　伸
（国立病院機構大阪医療センター脳神経外科・
総合診療科）
著者自己紹介：1984年大阪大学卒業．
脳神経外科・総合診療科のほかに麻酔科，放射線科，救急などを経験しました．

神経疾患に親しみ強くなる会（SST）第16回教育セミナー

神経画像診断 Vol.7 ～中枢神経疾患全体を包括的に学ぶ

【代表世話人】北川泰久（東海大学 名誉教授、東海大学医学部
　　　　　　　付属八王子病院 顧問）
　　　　　　　高木 誠（東京都済生会中央病院 名誉院長）
A）会場講義
　【会期】2021年6月19日（土）9：55～17：10
　【会場】飯田橋レインボービル7階 大会議室
　【定員】25名（予定）／お弁当、Web講義聴講権あり
B）Web講義
　【配信期間】
　　2021年7月1日（木）9：55～7月12日（月）23：00
　【定員】190名（予定）
※「A）会場講義」を撮影＆編集加工後、ストリーミング配信に
　よる「B）Web講義」実施。
※A・Bのいずれかをご選択ください

【受講料】13,000円（税込：講義テキストを含む）
【プログラム】
① 内科的疾患にかかわる画像診断
② 脊椎脊髄の画像診断
③ 神経変性疾患と遺伝性脳小血管病の画像診断
④ 変性疾患と認知症の画像診断
⑤ 大脳皮質を侵す疾患の画像診断
⑥ 神経系画像診断の基本
【お問い合わせ先】「神経疾患に親しみ強くなる会（SST）」
事務局運営：土田謙二（事務局長、MA&P代表）
URL：http://shinkeishikan.kenkyuukai.jp
E-mail：shinkeishikkan.shitashimukai@medical-ap.jp

医学生セミナープレ企画：医学生に知ってほしいリハビリテーション科医の仕事と魅力

リハビリテーション医学・医療の研究と臨床に第一線で取り組むリハビリテーション科医が、その仕事と魅力を余すことなく語ります。後半には自由にいろいろと質問できる時間も用意しています。「医学生セミナー」に参加予定の方も、興味はあるけど参加を迷っている方も、まずはこの機会にリハビリテーション科医といろいろお話してみませんか？ ぜひご参加ください。

【開催日時】2021年7月18日（日）13～15時
【開催場所】Zoomでのオンライン開催
【対 象】医学生
【受講料】無料
【プログラム】下記URLよりご覧ください。
https://www.jarm.or.jp/pr/seminar.php
また右の二次元コードからもご確認いただけます。

【申込方法】下記URL申込フォームにてお申込みください。
https://cloud.dynacom.co.jp/form/g/jarm/9qqpi
65EWq/index.php
また右の二次元コードからもお申込みいただけます。

【その他・2021年度セミナー情報】
本年度（2021年4月～2022年3月）に「リハビリテーション科医になろうセミナー（医師・医学生向け）」の開催を予定しております。開催情報など随時更新しております。また昨年度開催のセミナーの講演収録が視聴可能ですので、右の二次元コードからぜひご確認ください。

【問い合わせ先】公益社団法人日本リハビリテーション医学会
〒101-0047　東京都千代田区内神田1-18-12 内神田東誠ビル2階
TEL：03-5280-9700　E-mail：seminar@jarm.or.jp

Book Information

レジデントノート増刊 Vol.21 No.17

発行 🅨羊土社

骨折を救急で見逃さない！
難易度別の症例画像で上がる診断力

小淵岳恒／著

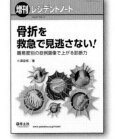

● 見逃しがちな骨折画像を診断の難易度別に解説！ポイントが理解しやすい！
● 非整形外科医が知っておきたい整復などの初期対応もわかる！

□ 定価5,170円(本体4,700円＋税10%)　□ B5判　□ 271頁　□ ISBN 978-4-7581-1639-8

豊富な写真でわかる！
骨折・脱臼・捻挫　基本手技バイブル

発行 🅨羊土社

須藤啓広／編

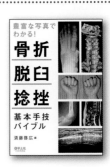

● 全身の50種類以上の整形外傷について、初期診療の要点・指針を明確に解説
● 骨折の分類や整復・固定の手技など、多彩な写真やイラストを豊富に掲載

□ 定価5,720円(本体5,200円＋税10%)　□ A4判　□ 270頁　□ ISBN 978-4-7581-1885-9

クイックリファレンス
フローチャートがん緩和薬物療法

著／棚田大輔　シリーズ編集／新見正則
定価3,300円（本体3,000円＋税10％），
B6変型判，168頁，新興医学出版社

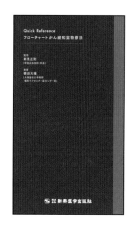

　兵庫医科大学の棚田大輔先生は，麻酔科をベースにペインクリニックそして緩和医療をご専門にされている先生です．このたび，『クイックリファレンス　フローチャートがん緩和薬物療法』を上梓されました．一冊の本になる前には随分ご努力されたことと思います．そのご努力に敬意を表したいと思います．

　著書の内容を見ますと，とても丁寧に書いておられて，しかもわかりやすい．経験の浅い医療者も，経験豊かな医療者も，考え方を整理することができるように構成されています．医師だけでなく，多職種のチームアプローチが大切な緩和医療において共有できる知識や考え方の土壌を確認することはとても大切です．そのうえで，臨床応用をするために個別の症例に当てはめて議論をすることで一歩も二歩も前に進むことができます．臨床では正解は1つではないし，許容できる範囲を見極めたうえでその選択肢のなかから最善の方法を吟味するわけですが，そのディスカッションの土台をつくるために，この本が有用です．

　がん性疼痛は軽度・中等度・強度に分けて考える，神経障害性疼痛を伴う場合，骨転移痛の場合と分けて薬剤を選んでいくことが基本であることが自然にわかっていきます．開胸術後や乳房切除後の疼痛，脊髄圧迫症候群や悪性腸腰筋症候群だけでなく，オピオイド耐性・痛覚過敏やどうしても取れない痛みとの場合分けがされており，痛みのアセスメントがいかに重要かということが示されています．この痛みはどの痛みにあたるのか，まずそこを評価し，そのうえでファーストチョイス，セカンドチョイスとフローチャートに沿って薬剤を選択していく過程がこの本には盛り込まれています．下段の「ひとことMEMO」を参照してみると，なぜこの選択なのか，何に気を付けておくべきかといったポイントが網羅されています．シンプルに選択肢を提示するだけでなく，考え方を盛り込むことで臨床応用しやすくなっています．

　痛みだけが緩和ケアで取り組む症状ではありません．食欲不振・嘔気嘔吐・味覚障害・口内炎・呼吸困難をはじめ，さまざまな症状に対応することが患者さんのクオリティオブライフを維持するためには必要なのです．それらをすべて網羅しているのが本書の特徴でもあります．医療者にはちょっとした症状だと思っても，進行がんで日常生活もままならない患者さんにとっては「もう少し何とかならないのか」と苦痛になることは多くあります．その気持ちに寄り添って，その症状がなくなることはなくても少しでも軽快するように，そう考えて本書を開いていただいたら必ず力になれる内容が盛り込まれています．

（評者）川原玲子（がん研有明病院緩和治療科）

メディカルサイエンスの最新情報と**医療応用**のいまがわかる

実験医学

年間購読は随時受付！

- 通常号（月刊） ：定価26,400円（本体24,000円＋税10%）
- 通常号（月刊）＋WEB版（月刊） ：定価31,680円（本体28,800円＋税10%）
- 通常号（月刊）＋増刊 ：定価73,920円（本体67,200円＋税10%）
- 通常号（月刊）＋増刊＋WEB版（月刊） ：定価79,200円（本体72,000円＋税10%）

※ 海外からのご購読は送料実費となります ※ 価格は改定される場合があります
※ WEB版の閲覧期間は、冊子発行から2年間となります
※「実験医学 定期購読WEB版」は原則としてご契約いただいた羊土社会員の個人の方のみご利用いただけます

1 医学分野の主要テーマをより早く，より深くお届けします！

2 基礎と臨床の繋がりを意識した誌面作り

3 誌面とウェブから，さらに充実のコンテンツを発信

詳しくは実験医学onlineをご覧ください！

英語・統計・インタビュー動画などいますぐ見られるコンテンツ満載

www.yodosha.co.jp/jikkenigaku/

月刊　生命科学と医学の最先端総合誌

月刊　毎月1日発行　B5判　定価2,200円（本体2,000円＋税10%）

特集テーマ

特集の概論を実験医学onlineで公開中！▷▷

- 2月号　治療の概念が変わる　かゆみのサイエンス
- 3月号　免疫系の暴走　サイトカインストーム
- 4月号　世代を超えるエピゲノム
- 5月号　CRISPR最新ツールボックス
- 6月号　精神疾患の病因は脳だけじゃなかった

好評連載

- ■ いま知りたい!! ■ クローズアップ実験法 ■ ラボレポート
- ■ カレントトピックス 　…ほか，充実の連載多数！

増刊　各研究分野を完全網羅した最新レビュー集！

増刊　年8冊発行　B5判　定価5,940円（本体5,400円＋税10%）

　注目の最新刊！　Vol.39 No.10　（2021年6月発行）

相分離　メカニズムと疾患

"膜のないオルガネラ"はいかに機能するか？
神経変性疾患・ウイルス感染とどう関わるか？

編集／廣瀬哲郎，加藤昌人，中川真一

好評既刊　Vol.39 No.7　（2021年4月発行）

日本人の疾患と健康のための
バイオバンクとデータベース活用法

試料と情報の的確な探し方と使い方

編集／後藤雄一，村上善則，高木利久，荻島創一，長神風二

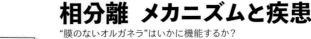

発行　🛡羊土社　YODOSHA　〒101-0052　東京都千代田区神田小川町2-5-1　TEL 03(5282)1211　FAX 03(5282)1212
E-mail：eigyo@yodosha.co.jp
URL：www.yodosha.co.jp/

ご注文は最寄りの書店，または小社営業部まで

書評

BOOK REVIEW

僕らはまだ、臨床研究論文の本当の読み方を知らない。
論文をどう読んでどう考えるか

著／後藤匡啓，監／長谷川耕平
定価 3,960円（本体 3,600円＋税 10％），
A5判，310頁，羊土社

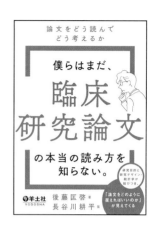

◆ 幅広い読者層に満足を与えうる良著

　一般に，一冊の本が幅広い層の読者を満足させることは難しい．なぜなら，読者によってもともと持っている背景知識やリテラシーには大きな差があるからだ．本のテーマによっては，初級・中級・上級といった具合に読者を層別化し，各層向けに分冊化したうえで，記述内容にバリエーションをつけることもある．初級の読者が中級者以上向けの本を読んでも満足は得られない．また，中級以上の読者が初級者向けの本を読んでも，別の意味で満足は得られない．

　その点，本書『僕らはまだ、臨床研究論文の本当の読み方を知らない。』は，幅広い層の読者に満足を与えられる可能性がある，という意味で画期的である．本書は主に研修医・専攻医向けとのことであるものの，300ページを超える大書のなかに，指導医クラスの医師にも読んでいただきたい内容を多く含んでいる．

　本書の斬新な工夫の一つとして，項目ごとに難易度を★1つから★5つまでに区分している点が挙げられる．初級者はまず★1つの項目のみを拾い読みしてもよいだろう．その後，★3つぐらいまで頑張って読み進めれば，かなりの知識が身につくと思われる．★5つの項目は，おそらく指導医クラスでも十分に理解が及んではいないであろう，レベルの高い内容を含んでいる．

　本書の最も出色の部分は，「メソッドを読む：発展編」ではなかろうか．ほとんどの項目が★3つ以上であるこの単元は，臨床研究論文を読みこなすうえで役に立つ研究デザインや統計解析の知識が盛り込まれている．

　著者は本書の随所で，読者のレベルに合わせて「とりあえずこの程度知っておけばよい」「これぐらいまで論文を理解できればよい」といった，いわば力の入れ加減を示している．忙しい日常臨床をこなしながら時間制約のなかで論文を読まなければならない臨床家にとっては，こういった「割り切り」やある意味での「妥協」も必要ということであろう．

　評者が本書のなかで一番心に響いたのは，275ページにある「論文を読むのが苦手でも，研究限界の内容を確認しておいた方がよい」というフレーズである．実際，論文の読者の多くは研究限界（Limitation）を読み飛ばし，結論（Conclusion）だけを読んで論文の内容をわかったつもりでいる．初級者も中級者以上も，肝に銘じておくべきメッセージである．

（評者）康永秀生
（東京大学大学院医学系研究科臨床疫学・経済学　教授）

大好評発売中!

プライマリケアと救急を中心とした総合誌

レジデントノート

定価2,200円（本体2,000円＋税10%）

Back Number

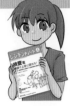

お買い忘れの号はありませんか？

すべての号がお役に立ちます！

2021年6月号（Vol.23 No.4）

血液ガス
読み方ドリル

すばやく正しく病態を掴む力を
身につける

編集／北村浩一

2021年5月号（Vol.23 No.3）

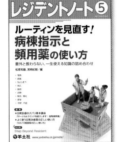

ルーティンを見直す！
病棟指示と頻用薬の
使い方

意外と教わらない、
一生使える知識の詰め合わせ

編集／松原知康，宮崎紀樹

2021年4月号（Vol.23 No.1）

心電図のキホン
救急で使いこなそう！

研修医がよく遭遇する7つの主訴を
前にして、どこに焦点を絞るのか、
どう対応すべきかがわかる！

編集／矢加部大輔

2021年3月号（Vol.22 No.18）

救急・ICUで使う
循環器の薬に
強くなる！

緊急の循環管理を迷わず行うための、
処方の考え方・具体的な使い方を
教えます

編集／西山　慶

2021年2月号（Vol.22 No.16）

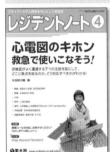

救急外来・ICUでの
採血検査

何がどこまでわかるのか？
診療にどう活きるのか？
いつも行う検査の選択・解釈の
基本を教えます

編集／志馬伸朗

2021年1月号（Vol.22 No.15）

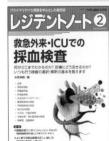

精神科研修の
エッセンスが
まるごとわかる

医療面接の基本や精神症状への
対応など、どの科でも必ず役立つ
基本事項を身につけよう！

編集／西村勝治

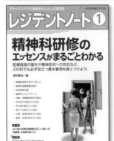

2020年12月号 (Vol.22 No.13)

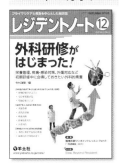

外科研修が
はじまった！

栄養管理、疼痛・感染対策、
外傷対応など初期研修中に
会得しておきたい外科的素養

編集／今村清隆

2020年11月号 (Vol.22 No.12)

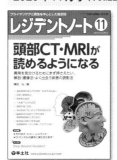

頭部CT・MRIが
読めるようになる

異常を見分けるために
まず押さえたい、解剖・撮像法・
よく出会う疾患の読影法

編集／横田　元

2020年10月号 (Vol.22 No.10)

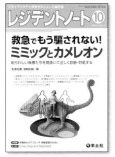

救急で
もう騙されない！
ミミックとカメレオン

紛らわしい疾患たちを見抜いて
正しく診断・対処する

編集／松原知康，宮崎紀樹

2020年9月号 (Vol.22 No.9)

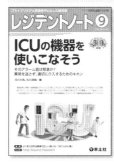

ICUの機器を
使いこなそう

そのアラーム音は緊急か？
異常を逃さず、
適切に介入するためのキホン

編集／古川力丸，石川淳哉

2020年8月号 (Vol.22 No.7)

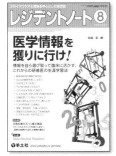

医学情報を
獲りに行け！

情報を自ら選び取って臨床に活かす、
これからの研修医の生涯学習法

編集／舩越　拓

2020年7月号 (Vol.22 No.6)

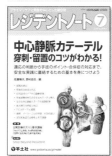

中心静脈カテーテル
穿刺・留置の
コツがわかる！

適応の判断から
手技のポイント・合併症の対応まで、
安全な実践に直結するための
基本を身につけよう

編集／野村岳志，佐藤暢夫

以前の号はレジデントノートHPにてご覧ください ▶ www.yodosha.co.jp/rnote/

バックナンバーのご購入は，今すぐ！

● お近くの書店で：レジデントノート取扱書店
　（小社ホームページをご覧ください）

● ホームページから
　www.yodosha.co.jp/

● 小社へ直接お申し込み
　TEL　03-5282-1211（営業）
　FAX　03-5282-1212

※ 年間定期購読もおすすめです！

レジデントノート 電子版 バックナンバー

現在市販されていない号を含む，
レジデントノート月刊 既刊誌の
創刊号〜2018年度発行号までを，
電子版（PDF）にて取り揃えております.

・購入後すぐに閲覧可能　・Windows/Macintosh/iOS/Android 対応

詳細はレジデントノートHPにてご覧ください

レジデントノート増刊

1つのテーマをより広くより深く

□ 年6冊発行　□ B5判

Vol.23 No.5　増刊（2021年6月発行）

ステロイド
研修医はコレだけ覚える

原理やCommon Diseaseでの基本の
使い方からトラブルシューティングまで
知りたいことを凝縮！

**詳細は
769ページ**

編集／蓑田正祐

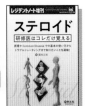

□ 定価 5,170 円（本体4,700円＋税10％）
□ ISBN978-4-7581-1663-3

Vol.23 No.2　増刊（2021年4月発行）

症候診断ドリル

エキスパートの診断戦略で
解き明かす必ず押さえておきたい
23症候

編集／鋪野紀好

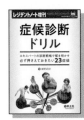

□ 定価 5,170 円（本体4,700円＋税10％）
□ ISBN978-4-7581-1660-2

Vol.22 No.17　増刊（2021年2月発行）

複雑度別の症例で学ぶ
マルチモビディティ診療の
考え方と動き方

多疾患併存状態を読み解き、治療の優先
順位をつけ、適切にアプローチする

編集／佐藤健太

□ 定価 5,170 円（本体4,700円＋税10％）
□ ISBN978-4-7581-1657-2

Vol.22 No.14　増刊（2020年12月発行）

できる！使いたくなる！
腹部エコー

解剖学的知識と臓器別の
走査・描出のコツ、異常所見を学ぶ

編集／岡庭信司

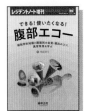

□ 定価 5,170 円（本体4,700円＋税10％）
□ ISBN978-4-7581-1654-1

Vol.22 No.11　増刊（2020年10月発行）

がん患者の診かた・接し方
病棟・外来の最前線でできること

副作用・合併症・急性症状に対応する、
納得の緩和ケアを目指し、
家族とも適切に対話する

編集／山内照夫

□ 定価 5,170 円（本体4,700円＋税10％）
□ ISBN978-4-7581-1651-0

Vol.22 No.8　増刊（2020年8月発行）

日常診療の
質が上がる新常識

疾患、治療法、薬剤など
明日からの診療が変わる21項目

編集／仲里信彦

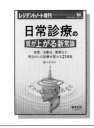

□ 定価 5,170 円（本体4,700円＋税10％）
□ ISBN978-4-7581-1648-0

Vol.22 No.5　増刊（2020年6月発行）

改訂版
糖尿病薬・インスリン治療
基本と使い分けUpdate

新しい薬剤・デバイス・エビデンスも
理解し、ベストな血糖管理を！

編集／弘世貴久

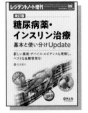

□ 定価 5,170 円（本体4,700円＋税10％）
□ ISBN978-4-7581-1645-9

Vol.22 No.2　増刊（2020年4月発行）

画像診断ドリル

救急医と放射線科医が伝授する
適切なオーダーと読影法

編集／藪田 実，篠塚 健

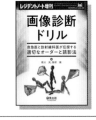

□ 定価 5,170 円（本体4,700円＋税10％）
□ ISBN978-4-7581-1642-8

Vol.21 No.17　増刊（2020年2月発行）

骨折を救急で見逃さない！

難易度別の症例画像で
上がる診断力

著／小淵岳恒

□ 定価 5,170 円（本体4,700円＋税10％）
□ ISBN978-4-7581-1639-8

Vol.21 No.14　増刊（2019年12月発行）

集中治療の基本、
まずはここから！

臓器別の評価のしかたと
重症患者管理のポイントがわかる

編集／瀬尾龍太郎

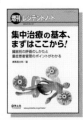

□ 定価 5,170 円（本体4,700円＋税10％）
□ ISBN978-4-7581-1636-7

発行　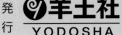　YODOSHA

〒101-0052　東京都千代田区神田小川町2-5-1　TEL 03（5282）1211　FAX 03（5282）1212
E-mail：eigyo@yodosha.co.jp
URL：www.yodosha.co.jp/

ご注文は最寄りの書店，または小社営業部まで

レジデントノート 次号 **8**月号 予告

（Vol.23 No.7）2021 年 8 月 1 日発行

特 集

いま、発熱診療を見直そう（仮題）

編集／一瀬直日（赤穂市民病院 総合診療科）

COVID-19流行以降，発熱対応は一変したといわれます．しかし本来発熱はコモンな症候であり，COVID-19にとらわれると重大な疾患を見逃す危険もあります．そこで，8月号では「今こそ『発熱診療』について学び直す」というコンセプトで，発熱から想起すべきこと，とるべき対応など，研修医のうちに押さえておくべきベーシックな発熱診療の考え方をご解説いただきます．

連 載

● よく使う日常治療薬の正しい使い方
   「抗凝固薬の正しい使い方」
   …………………………… 辻　明宏（国立循環器病研究センター 心臓血管内科部門 肺循環科）

● 病棟コールの対応、おまかせください！
   第5回「血圧低下に対応しよう①」 …………………… 藤野貴久（聖路加国際病院 血液内科）

その他

※タイトルはすべて仮題です．内容，執筆者は変更になることがございます．

編集幹事 (五十音順)

飯野靖彦 (日本医科大学名誉教授)

五十嵐徹也 (茨城県病院事業管理者)

坂本哲也 (帝京大学医学部 救命救急センター教授)

奈良信雄 (日本医学教育評価機構常勤理事, 東京医科歯科大学名誉教授, 順天堂大学客員教授)

日比紀文 (学校法人 北里研究所 北里大学 大学院医療系研究科 特任教授)

山口哲生 (新宿つるかめクリニック)

編集委員 (五十音順)

石丸裕康 (天理よろづ相談所病院 総合診療教育部・救急診療部)

一瀬直日 (赤穂市民病院 内科・在宅医療部)

大西弘高 (東京大学大学院医学系研究科 医学教育国際研究センター)

川島篤志 (市立福知山市民病院 研究研修センター・総合内科)

香坂 俊 (慶應義塾大学 循環器内科)

柴垣有吾 (聖マリアンナ医科大学病院 腎臓・高血圧内科)

畑 啓昭 (国立病院機構京都医療センター 外科)

林 寛之 (福井大学医学部附属病院 総合診療部)

堀之内秀仁 (国立がん研究センター中央病院 呼吸器内科)

レジデントノート購入のご案内

これからも臨床現場での 「困った!」「知りたい!」に答えていきます!

年間定期購読 (送料無料)

● 通常号 〔月刊2,200円 (10%税込) ×12冊〕
…定価26,400円 (本体24,000円+税10%)

● 通常号+増刊号
〔月刊12冊+増刊5,170円 (10%税込) ×6冊〕
…定価57,420円 (本体52,200円+税10%)

● 通常号+WEB版 ※1
…定価30,360円 (本体27,600円+税10%)

● 通常号+WEB版 ※1 +増刊号
…定価61,380円 (本体55,800円+税10%)

便利でお得な 年間定期購読を ぜひご利用ください!

✓送料無料※2
✓最新号がすぐ届く!
✓お好きな号から はじめられる!
✓WEB版で より手軽に!

※1 WEB版は通常号のみのサービスとなります
※2 海外からのご購読は送料実費となります

下記でご購入いただけます

● お近くの書店で
レジデントノート取扱書店 (小社ホームページをご覧ください)

● ホームページから または 小社へ直接お申し込み
www.yodosha.co.jp/
TEL 03-5282-1211 (営業) FAX 03-5282-1212

◆ 訂正 ◆

下記におきまして, 訂正箇所がございました. 訂正し, お詫び申し上げます.
レジデントノート2021年5月号 Vol.23 No.3 (2021年5月1日発行)
● 特集「ルーティンを見直す! 病棟指示と頻用薬の使い方」血糖 (高血糖時・低血糖時) の指示
①304頁 4) 血糖目標
(誤) 食後血糖＜80 mg/dL (食後90分～2時間) の範囲にコントロール
(正) 食後血糖＜180 mg/dL (食後90分～2時間) の範囲にコントロール
②308頁 中央枠内
(誤) 60 mL/分で持続静注
(正) 60 mL/時で持続静注
お手持ちの本に訂正箇所を書き込んでお使いいただきますようお願い申し上げます.

レジデントノート

Vol. 23 No. 6 2021 〔通巻316号〕
2021年7月1日発行 第23巻 第6号
ISBN978-4-7581-1664-0
定価2,200円 (本体2,000円+税10%) 〔送料実費別途〕

年間購読料
定価26,400円 (本体24,000円+税10%)
〔通常号12冊, 送料弊社負担〕
定価57,420円 (本体52,200円+税10%)
〔通常号12冊, 増刊6冊, 送料弊社負担〕
※海外からのご購読は送料実費となります
※価格は改定される場合があります

© YODOSHA CO., LTD. 2021
Printed in Japan

発行人 一戸裕子

編集人 久本容子

副編集人 保坂早苗, 遠藤圭介

編集スタッフ 田中桃子, 清水智子, 伊藤 駿

広告営業・販売 松本崇敬, 中村恭平, 加藤 愛

発行所 株式会社 羊 土 社
〒101-0052 東京都千代田区神田小川町2-5-1
TEL 03 (5282) 1211 ／ FAX 03 (5282) 1212
E-mail eigyo@yodosha.co.jp
URL www.yodosha.co.jp/

印刷所 三報社印刷株式会社

広告申込 羊土社営業部までお問い合わせ下さい.

本誌に掲載する著作物の複製権・上映権・譲渡権・公衆送信権 (送信可能化権を含む) は (株) 羊土社が保有します.
本誌を無断で複製する行為 (コピー, スキャン, デジタルデータ化など) は, 著作権法上での限られた例外 (「私的使用のための複製」など) を除き禁じられています. 研究活動, 診療を含み業務上使用する目的で上記の行為を行うことは大学, 病院, 企業などにおける内部的な利用であっても, 私的使用には該当せず, 違法です. また私的使用のためであっても, 代行業者等の第三者に依頼して上記の行為を行うことは違法となります.

JCOPY ＜ (社) 出版者著作権管理機構 委託出版物＞本誌の無断複写は著作権法上での例外を除き禁じられています. 複写される場合は, そのつど事前に, (社) 出版者著作権管理機構 (TEL 03-5244-5088, FAX 03-5244-5089, e-mail：info@jcopy.or.jp) の許諾を得てください.

乱丁, 落丁, 印刷の不具合はお取り替えいたします. 小社までご連絡ください.

THE 内科専門医問題集 1&2

これを解かずに「内科専門医」を受験するのは危険だ。

便利な WEB版付き

チーフエディター 筒泉 貴彦　愛仁会高槻病院総合内科

山田 悠史　マウントサイナイ医科大学老年医学・緩和医療科

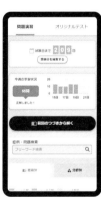

内科専門医をめざす研修医・専攻医のための臨床トレーニング問題集＆WEBアプリ。

トップ指導医によるエディターチームが、専門医カリキュラムから内科専門医試験必出のトピックを厳選した。日米欧の最新ガイドライン、エビデンスを踏まえ、かつ実臨床に即したコンセンサスにより作成された430問（臨床実地長文連問形式を含む1＆2巻の合計）は、実際の内科系専門医試験に準拠した構成と出題形式により作成されている。内科専門医試験全体の約60％を占める臨床問題対策に最強のツールが登場！

ウェブ版でいつでもどこでも学習できる！

1 総合内科ⅠⅡⅢ・消化器・循環器・内分泌・代謝・腎臓
●B5　2021年　頁422
定価：7,480円（本体6,800円＋税10%）
[ISBN978-4-260-04333-5]

2 呼吸器・血液・神経・アレルギー・膠原病・感染症・救急・集中治療
●B5　2021年　頁462
定価：7,480円（本体6,800円＋税10%）
[ISBN978-4-260-04334-2]

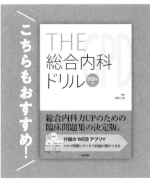

こちらもおすすめ！

THE 総合内科ドリル

総合内科力UPのための臨床問題集の決定版。

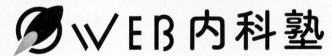

内科系専門医試験対策のためのオンライン問題集

WEB内科塾

開講しました！

こちらからご覧下さい

『THE総合内科ドリル』
『THE内科専門医問題集1＆2』を含め
1,200問を超えるWEB版問題集！

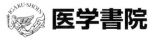

医学書院

〒113-8719　東京都文京区本郷1-28-23　[WEBサイト]https://www.igaku-shoin.co.jp
[販売・PR部]TEL:03-3817-5650　FAX:03-3815-7804　E-mail:sd@igaku-shoin.co.jp

PET/MRIの臨床

岡沢秀彦，伊藤 浩 編集
日本核医学会PET/MRIの標準的撮像法の確率と
定量性評価ワーキンググループ

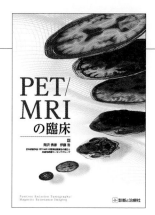

□ B5判　164頁
定価（本体5,000円＋税）
ISBN978-4-7878-2469-1

> PET/MRIは蠕動による位置ズレもなく，異なるモダリティによる同時撮像ができるため診断能が高い．また被曝もないこともあり非常に有用性が高いといえる．導入施設がまだ少ない中，PET/MRI装置を導入した各施設やメーカーが情報交換を行うワーキンググループを結成．本書では，装置の特長や検査の手順，各部位別の画像の実際や今後の展望などについて，ワーキンググループのメンバーが丁寧かつ詳細に解説．

診断と治療社

〒100-0014　東京都千代田区永田町2-14-2山王グランドビル4F
電話 03（3580）2770　FAX 03（3580）2776
http://www.shindan.co.jp/
E-mail:eigyobu@shindan.co.jp

（21.01）

心房細動"患者"との向き合いかたを,
診療ガイドラインやエビデンスは教えてくれない…

"次の一手"を鍛える
心房細動診療の
歩みかた

公益財団法人 心臓血管研究所 所長

山下武志 著

心房細動と出会ったとき,熟練の医師は何を考え,どこまで見きわめているのか….多くの教科書やエビデンスを集めても,それを完全に読み解くことは困難です.本書では,診療ガイドラインの行間に隠れた思考の深みや心房細動"患者"との向き合いかたを,心房細動診療の歴史もふまえながら,外来でよく見かける20症例をとりあげ,じっくり考えてみました.循環器内科医のみならず,研修医や医療スタッフも,その神髄にふれることができる1冊です!

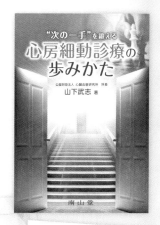

● A5判　190頁　● 定価 3,300円(本体3,000円＋税10%)
● ISBN 978-4-525-24991-5　● 2021年4月発行

主な内容

■ Case
・心房期外収縮が頻発する女性
・健康診断で偶然見つかった発作性心房細動
・高血圧を伴う発作性心房細動
・長くワルファリンで管理してきた慢性心房細動
・めまいを伴う発作性心房細動
・心不全をきたした頻脈性心房細動
・慢性心房細動と冠動脈インターベンション
・腎透析例に発症した発作性心房細動
・拡張型心筋症に初発の心房細動を合併した心不全
・複数回のカテーテルアブレーション後に生じた息切れ
・抗凝固薬処方下で発症した脳梗塞
・心房細動に対する抗凝固薬服用下で発症した大腸憩室出血
・高齢者・超高齢者の初発心房細動
・multimorbidity を伴う高齢者心房細動

■ コラム
・催不整脈作用　・運動耐容能　・ガイドラインにおける推奨
・左心耳閉鎖デバイス　・アウトカムの競合
・アピキサバンの血中濃度：J-ELD AF 研究
・不適切減量のエドキサバン：ELDERCARE-AF試験
など

詳しくは
Webで

9784525249915

 南 山 堂　　〒113-0034　東京都文京区湯島4-1-11　URL http://www.nanzando.com
TEL 03-5689-7855　FAX 03-5689-7857(営業)　E-mail eigyo_bu@nanzando.com

フローチャートで治療がひと目でわかる！

レジデント・ビギナー向け 新シリーズ刊行

クイックリファレンス
フローチャート がん緩和薬物療法

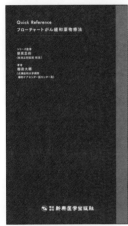

種類が増えてきたオピオイドや鎮痛補助薬の使い分け、作用機序の異なる薬物が続々と登場している便秘薬など、緩和医療領域で頻用処方される薬物についてフローチャートを用いながら解説しています。緩和ケアに日々従事する著者だから刊行できた1冊です！

著者：棚田大輔
（兵庫医科大学緩和ケアセンター副センター長）

B6変型判 168頁
定価（本体3,000円＋税）
[ISBN 978-4-88002-884-2]

——— 内容構成 ———
がん緩和領域とがん性疼痛
がん緩和領域頻用処方解説
がん緩和領域フローチャート
がんの痛み／身体症状／
副作用／精神症状

クイックリファレンス
フローチャート こども診療

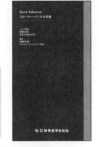

時に診療の難しさに悩まされる小児診療。小児特有の疾患から多岐にわたる感染症の特徴まで著者長年の経験をもとに、必要な処置や処方すべき薬剤などの対処法を紹介。随所に盛り込まれたコラムも必読!

著者：坂﨑弘美
（さかざきこどもクリニック 院長）

B6変型判 152頁
定価（本体2,700円＋税）
[ISBN 978-4-88002-883-5]

クイックリファレンス
フローチャート 皮膚科診療

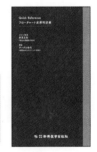

皮膚科診療の「困ったとき」に活用できるコンパクトかつ明快な内容が魅力の1冊。頻用処方やよくある疾患への対処がパッと探せてすぐにわかります。総合病院に紹介すべき重篤疾患も学べます！

著者：チータム倫代
（祖師谷みちクリニック 院長）

B6変型判 192頁
定価（本体3,200円＋税）
[ISBN 978-4-88002-882-8]

フローチャート いたみ漢方薬
ペインと緩和にさらなる一手

著 新見正則
棚田大輔

B6変型判 216ページ
定価3,200円＋税
ISBN 978-4-88002-583-4

デジタル化できない痛みの訴えに漢方がマッチ！ 判然としない痛みに困ったとき、漢方薬が役に立ちます。最初から当てようと思わずに患者さんと一緒に順次試してみましょう。

フローチャート こども漢方薬
びっくり・おいしい飲ませ方

著 新見正則
坂﨑弘美

B6変型判 160ページ
定価2,700円＋税
ISBN 978-4-88002-196-6

かぜ、アトピー、虚弱、腹痛など様々な悩みをお持ちの小児に簡単に処方できるフローチャート。漢方初心者の先生でも安心！ 踊る小児科医、坂﨑先生がわかりやすく教えてくれます。付録のレシピと味見表は必見。

フローチャート 皮膚科漢方薬
いつもの治療にプラスするだけ

著 新見正則
チータム倫代

B6変型判 174ページ
定価2,800円＋税
ISBN 978-4-88002-582-7

西洋医学を最優先に、足らないところを漢方薬で補完しましょう。なかなかよくならないアトピーなどに漢方薬の体質改善作用が役に立ちます。

株式会社 新興医学出版社
〒113-0033 東京都文京区本郷6-26-8
TEL. 03-3816-2853 FAX. 03-3816-2895
http://www.shinkoh-igaku.jp
e-mail: info@shinkoh-igaku.jp

データのとり方の基本から分散分析まで紹介

医療系データの
とり方・まとめ方 第2版
—実験計画法と分散分析

対馬栄輝・石田水里 著／Ｂ５判変形／定価 3520 円

より優れた、より適切な手法を適用するのがデータ解析の要と思う人は多いかもしれない。しかし、データを生かすことを考えると、「とる前の計画・とり方・とった後の評価」という基本的な事柄の重要さが見えてくる。この考えのもと、データのとり方と分散分析に限定して解説した。SPSS ver.27 対応。

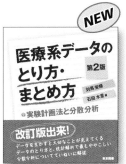

混合モデルで欠損値の悩みを一気に解決！

SSPSS による
分散分析・混合モデル・
多重比較の手順

石村光資郎 著／石村貞夫 監修
Ｂ５判変形／定価 3520 円

クリックするだけの統計入門。面倒な計算に悩まず分散分析と多重比較を理解できる。〔主な内容〕1 元配置／反復測定／クラスカル・ウォリスの検定／フリードマン検定／2 元配置／3 元配置／共分散分析／多変量分散分析／混合モデルによる 1 元配置・2 元配置・分割実験・経時測定データ

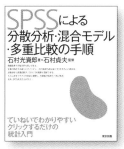

〒102-0072　東京都千代田区飯田橋 3-11-19
TEL 03（3288）9461　FAX 03（3288）9470

東京図書

URL http://www.tokyo-tosho.co.jp

Book Information

すべての臨床医が知っておきたい
腸内細菌叢

発行 羊土社

基本知識から疾患研究、治療まで

内藤裕二／著

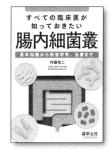

「疾患・健康とのかかわりでわかっていることは？」「プロバイオティクスはどれがよい？」
腸内細菌叢の臨床への展開に興味があり、気軽に学びたい方におすすめ！

□ 定価4,730円（本体4,300円＋税10%）　□ A5判　□ 334頁　□ ISBN 978-4-7581-2369-3

やさしくわかる
心エコーの当て方・見かた

発行 羊土社

野間　充／著

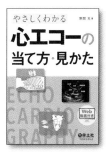

● プローブの当て方とエコー像の対比で，思い通りに見る方法がわかる！
● プローブの持ち方から画像の計測・評価，報告レポートの書き方まで解説．

□ 定価4,620円（本体4,200円＋税10%）　□ A5判　□ 200頁　□ ISBN 978-4-7581-0759-4

レジデントノート　7月号
掲載広告　INDEX

◆ 広告掲載のご案内 ◆ 「レジデントノート」を製品広告の掲載，研修医募集にご利用下さい！

お陰様で大変多くの研修医・医学生の方にご愛読いただいている小誌は，製品紹介，人材募集のための媒体としても好評をいただいております．

広告は，カラー・白黒・1/2ページ・1ページがございます．本誌前付・後付広告をご参照下さい．

なお，本誌に出稿していただくと，サービスとして小社のホームページにも広告内容を掲載しますのでさらに効果的です！

詳しくは下記までお気軽にお問合せ下さい

■TEL ：03-5282-1211　　■FAX ：03-5282-1212

■メール：ad-resi@yodosha.co.jp

■郵便 ：〒101-0052 東京都千代田区神田小川町2-5-1
　　　　　株式会社 羊土社 営業部担当：松本